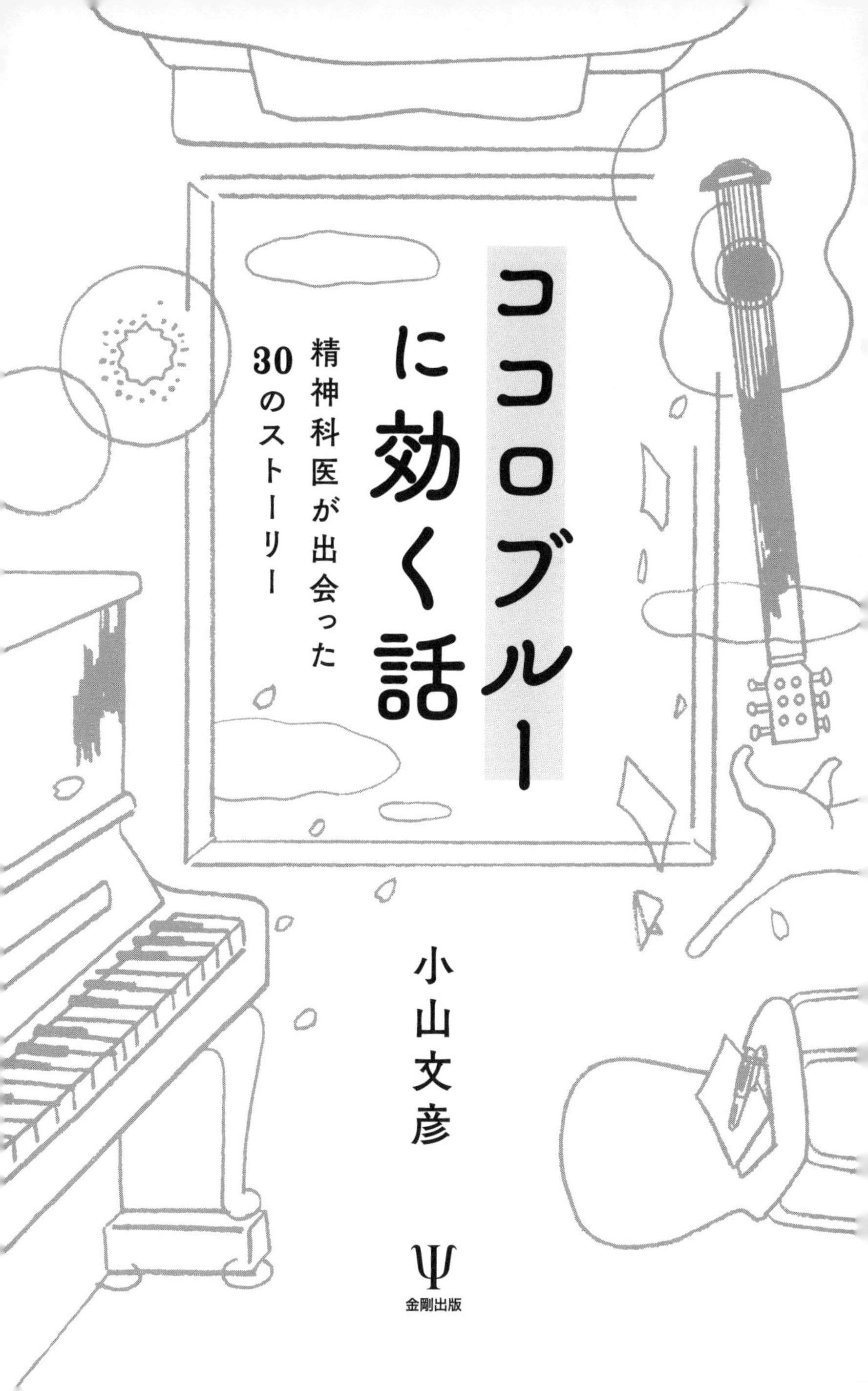

ココロブルーに効く話

精神科医が出会った30のストーリー

小山文彦

金剛出版

はじめに

「青」という色には、信頼や誠実などの安定したイメージを抱く人が多いかもしれません。青い空と海の広さから開放感をもたらす色でもあります。ただ、それを「ブルー」と言った時、冷たさや悲しみなどが優勢に表されるように思います。精神科医の私は、もう20年ほど前に、うつ病にかかった人たちの脳血流について研究したことがあります。健康な時と比べると、うつ病の脳内では血流が下がる部分があり、解析用の画像では、そこが青く染まるのです。心がブルーな状態がうつ病にまで進行すると、脳ごとブルーになる——そう理解して、日々の診療で出会う人たちを目前に、それぞれの方のココロブルーと脳ブルーの違いや重なりについて考えることが増えました。

拙著やコラムの執筆でも、〝ココロブルー〟という語を駆使するようになり、2020年からは読売新聞社の医療サイトで、連載「ココロブルーに効く話」を始めるに至りました。

精神科医のキャリアも30余年を数え、診療や相談の現場で多くの人の悩みやストレスを聴き、関わった事例を題材に書いてきました。本書では、その連載で綴ったエピソードの中から、私が特に印象深く、思い入れのある事例を選び、それぞれの経過の中に見いだせた心のありかに主眼を置き、あらためて書き直してみました。新聞社のサイトでは書ききれなかった私の心情や、繊細でわかりにくいかもしれない描写、事象の展開に調和した文学的な表現を、本書では思うままに〝復刻〟させています。いったん完成した映画でも、その作品の監督が、「本当は、こう描きたかったんだ」と再編した〝ディレクターズカット〟のように、当時の登場人物や自身の心境や言葉に思いを巡らせて、30のストーリーを四季に沿って構成しました。「事実は小説より奇なり」と言われますが、それぞれの事例のリアルに、読者の皆様が自由にイマジネーションを加味していただけるために、また、登場する個人が特定されないためにも、ある程度の脚色は施してあります。

医学は科学で、科学にはエビデンスが必須です。でも、精神科臨床はナラティブ寄りです。例えば、ある治療者が、自身の経験した事例について学会で発表した時、「たまたまうまくいったんじゃないか」といった意見が寄せられることがあります。私は、「たまたまうまくいくのでもよい」と思ってしまうほうです。もちろん医療上の基本的な技法や処方薬のエビデンスは必要です。ただ、「運も実力のうち」と似て、治療経過にある物語の流れや、それぞれの人が放つ意図や推測、幸運や偶然などが相まって作用した結果、悩んでいた人がウェルビーイングに着地できれば、それでいいはずだと考えるからです。

本書をお読みいただいた皆様に、それぞれのストーリーが映像のように目に浮かび、どことなく安堵できるような読後感を残していただけたなら、この上ありません。

2024年春

小山 文彦

目次

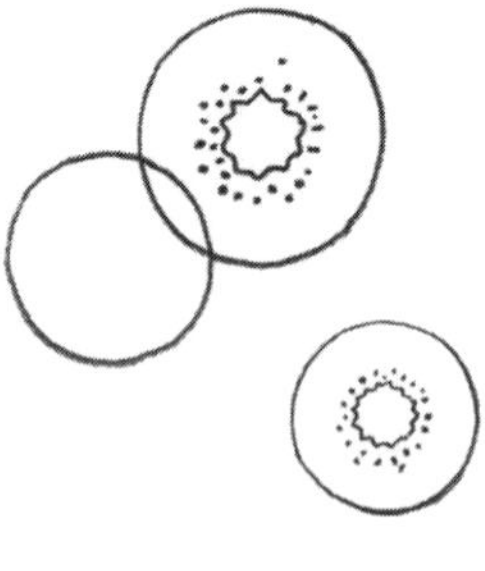

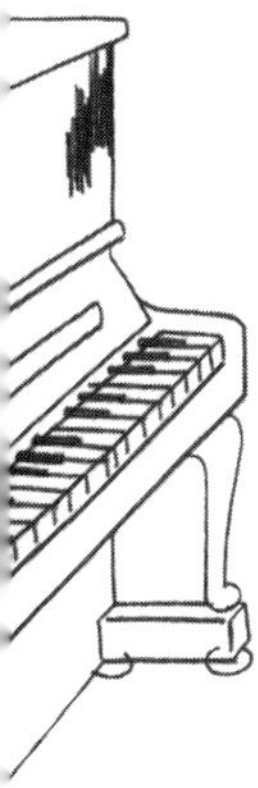

秋
autumn

冬
winter

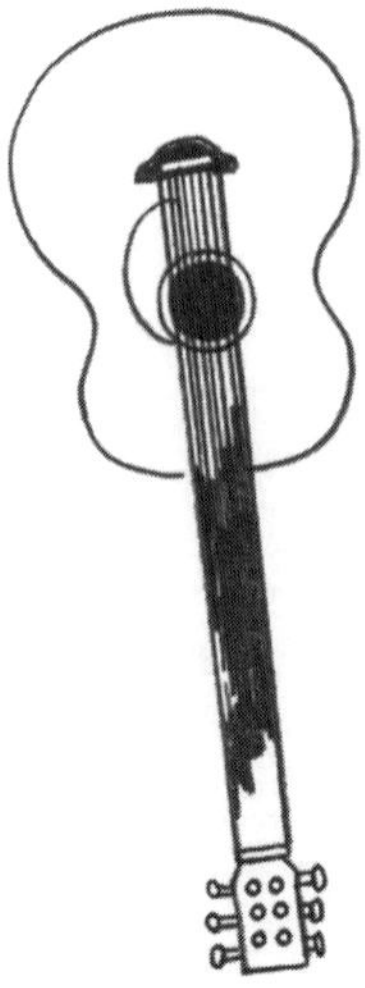

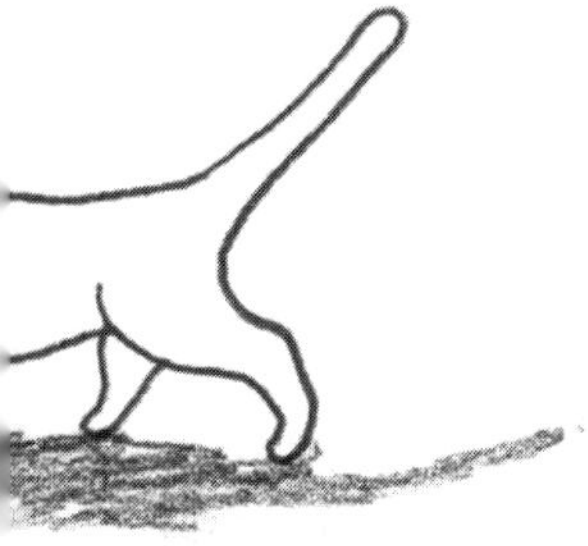

春

spring

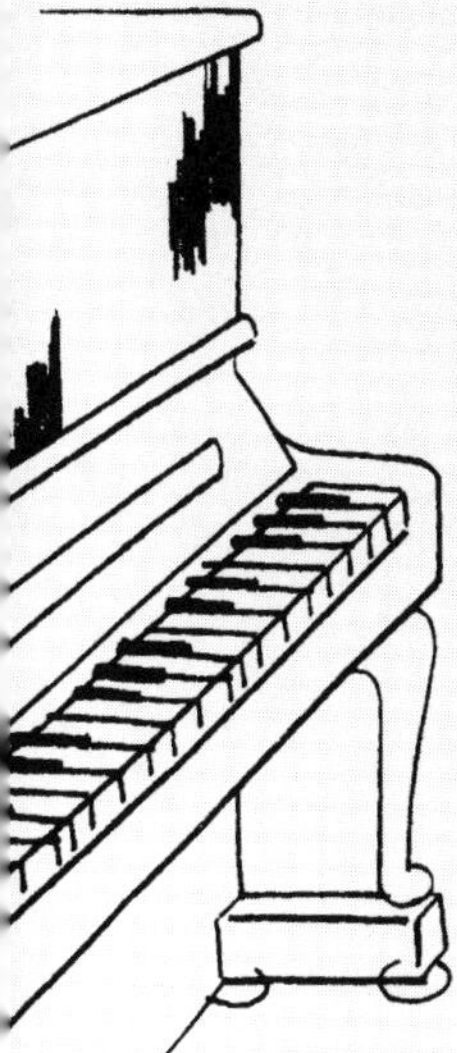

Story 1

そこに、ピアノがあった

意識不明の夫を見守る女性のパニック発作

その空港のロビーにはピアノが置いてあり、いろいろな国籍の旅人たちが代わる代わる小品を弾いていきます。クラシックだったり、ビートルズだったり、演奏される曲もさまざまです。行き交う人々は、ふと足を止め、ひととき聴き入り、惜しみなく拍手を送ります。

これは、テレビで放送されていた「空港ピアノ」の光景です。私は、その映像を観ていた時、かつて精神科病棟で診ていた、あるご夫婦のことを思い出していました。

幸せな暮らしが一転……

会社員のタカコさん（34）は、建設業を営むユウジさん（40）と3年間の交際を実らせ、結婚したばかりです。明るく幸せな日々を送っていましたが、4月のある日、ユウジさんが建設現場で転落事故に遭い、脳挫傷による意識障害に陥ってしまいました。

総合病院の脳外科で脳内の血腫を取り除く手術を受けた後も、軽い意識障害が続き、誰とも会話がかみ合いません。それればかりか、元々は温和な性格だったのに、人が変わったかのように、いつもいら立つようになり、ひどく怒りっぽくなりました。そんな性格の変化の影響か、夜間や早朝には病院中を徘徊し、看護師が制すると大声で拒みます。これには脳外科病棟の医師、看護師たちも対応に困ってしまいました。

ユウジさんは、病室で寄り添ってくれる妻のことすらも、時々、認識できないことがありました。結婚したばかりなのに、事故が原因ですっかり変わってしまった夫の姿……「楽しかった毎日は、もう帰ってこない」と、タカコさんは絶望的な気持ちで、泣いてばかりいたそうです。

ある日の深夜、勝手に病室を出ていこうとする彼を制止しようとしたタカコさんは、突然、激しい動悸と息苦しさに見舞われました。急性の過呼吸、パニック発作でした。

その夜、精神科の当直医は私でした。緊急コールで駆け付けると、病室の隅には、うずくまって、動けなくなっているタカコさんがいて、その傍らには大柄な男性（ユウジさん）が呆然と立ち尽くしていました。

私は急いでタカコさんを病床に移し、安心を促しながら、鎮静効果のあるヒドロキシジン（抗不安作用のある薬剤の一種）をゆっくりと注射しました。とぎれとぎれに「す……みま……せん」と周囲に謝り続けながらも、タカコさんは、次第に落ち着きを取り戻しました。

回復を目指して、精神科治療へ

ユウジさんの脳挫傷は、まだしばらく経過をみる必要があるものの、転落によってできた血腫は除去済みで、生命に関わることはない状態にありました。ただ、脳外科の診断では、認知のあいまいさ、それに易怒性（怒りっぽさ）などが落ち着くまでは、少なくとも数カ月はかかるだろう、とのことでした。さらに、完全に回復することが難しい可能性もあります。

タカコさんがパニック発作を起こした翌日、脳外科と精神科の合同カンファレンスが行われました。ユウジさんの経過と予後（今後の見通し・診立て）をまとめて、タカコさんにお話しするのは私の役割となりました。悔しさや悲しみなど、彼女には、きっといろいろな思いがあるはずです。できるだけ理解してもらいやすいように言葉を選びつつ、事実はそのままに伝えました。

前夜のパニック症状に立ち会えたことで、彼女と私の間には、意思疎通できる素地ができていたのでしょう。タカコさんは、私の説明をゆっくりと気丈夫に受け止めてくれました。

ただ、病院中を徘徊し、看護師にも大声をあげてしまう夫のことが気にかかっているようで、「病院に迷惑をかけてつらい」とのことでした。

病院の脳外科病棟は、脳卒中や外傷などの緊急性の高い患者さんが頻繁に入退院します。すでに急性期を脱し、易怒性や徘徊などの精神面の問題が残るユウジさんのケアには限界がきていました。脳外科側と調整し、彼には精神科病棟に移ってもらい、私が担当医を務めることにしました。

病棟での出会いと希望と

精神科の病棟にはいくつかの種類があり、病状や問題行動の程度に応じて、開放レベル

（保護と制限の範囲）の違いがあります。

　ユウジさんは、ある程度病状が回復した患者さんが退院を目指す「ストレスケア病棟」に移りました。その病棟には、うつ病から回復し、復職を目指すカズオさん（47）や、摂食障害を克服しつつあるユミさん（23）、家庭問題からパニック発作を繰り返したジュンコさん（37）たちが入院していました。

　タカコさんと担当医（私）が付き添い、新入患者のユウジさんは「なんとなく」みんなに頭を下げます。ジュンコさん、カズオさんらも、ていねいに挨拶を返します。ユミさんは、いたずらっぽい微笑を見せながら、ユウジさんにいろいろ話しかけます。そんな雰囲気に、タカコさんも安心してくれたようでした。

　数日後、ユウジさんの脳波検査を行い、事故直後、それに1カ月前のものと比べてみました。以前は、ぼんやりした意識状態を意味したり、けいれん発作を起こしかねなかったりといった異常所見が出ていましたが、それらはほぼ消えていました。確かな回復の兆しです。感情の起伏を抑える薬剤バルプロ酸（抗てんかん薬で感情の安定化作用がある）の内服とリハビリテーションの段階です。

　私は、タカコさんに現状を説明し、ユウジさんにも回復していることを伝えました。

「よかった。この調子で元気になって、おうちに帰ろうね！」

　タカコさんは、顔をほころばせて、まるで母親のように彼を励ましたのが印象的でした。

絶望しかけた心中に希望の光を取り戻せたことは、その後の彼女を強く支える力になったように思えました。

彼女が弾いた、パッヘルベルの『カノン』

季節は梅雨の真っただ中でした。

ユウジさんの脳波検査から2週間後、レクリエーション行事の「七夕会」が、病院のエントランスロビーで催されました。私の後輩医師がギターを弾き、看護師たちが童謡の『たなばたさま』を歌います。患者さんたちもコーラスに加わっていきます。患者さんたちは、次々と医師や看護師に伴奏をリクエストします。カズオさんも、緊張した面持ちでギターを鳴らしながら、吉田拓郎の『旅の宿』を披露しました。

私はこの日のために、自宅から電子ピアノを運んできました。ユミさんとの約束で、SMAPの『夜空ノムコウ』を一緒に歌うためでした。

看護師長も、「ピアノ、お借りしますよ〜」と、『ダニー・ボーイ』(アイルランド民謡)で続きます。

ユウジさんは、椅子に腰かけ、みんなの歌や演奏を静かに聴いていました。微笑んだり、うなずいたり、その場の雰囲気にすっかり調和している様子でした。そのうち、「タカコのピアノが聴きたいよおー」と、まだ少し大きすぎる声で呼びかけました。タカコさんは、ピアノが上手らしいのです。その場にいたジュンコさんたちも、タカコさんの演奏を聴きたがりました。

はにかみながら、ピアノに向かったタカコさんが演奏した曲は、パッヘルベルの『カノン ニ長調』。半音階下降のやさしい調べが、吹き抜けのリバーブを伴って、とても穏やかな時間が流れていきました。

二人を回復させたものは

その後、リハビリをこなしたユウジさんは、事故からの経過を自身でたどれるようにもなりました。意識不明の重体から回復に至る、いわゆる「通過症候群」*でした。やがて、記憶、感情、思考のいずれも正常に回復していきました。まだ、復職にはしばらく時間がかかりそうでしたが、それでも、まずはタカコさんとの暮らしを取り戻すことができました。

そして、タカコさんも、パニックの再発はありません。

＊通過症候群　頭部外傷や脳卒中などにより脳がダメージを受けて間もない急性期から、慢性期（長い経過をとる場合）または回復に至るまでの通過段階にみられる症状群。軽度の意識障害と考えられる。

＊

このエピソードを振り返ってみましょう。

ユウジさんの通過症候群が回復に至ったのは、脳外科の急性期治療に続くケアに加え、幸運も味方してくれたのでしょう。ただ、タカコさんの寄り添いと、ストレスケア病棟が心安らげる環境だったことも、回復を促した要因だったと、私は思っています。一時は絶望の淵にいたタカコさんにとっても、夫の回復という希望を見いだせたことが転機となり、情動不安（パニック発作）から脱することができました。

そして、あのロビーには、その場にいた人の心を癒やし、平穏な暮らしへの願いを奏でた、一台のピアノがあったのでした。

Story 2

ライブハウスでの「音活」から、「荷下ろしうつ」を解消できた50歳男性

長かったコロナ禍において、私たちは、感染予防のためにソーシャルディスタンスを保ち、3密を避け、さまざまな自粛に努めました。自分や家族の身を守り、感染拡大を抑えるための社会通念ともいえるものでした。ただ、とにかく人と「離れていること」を続けた結果、多くの人にとって心のよりどころのような場所、仲間と集う「箱」のような場所が乏しくなっていました。音楽活動も大事にしている私にとっても、とても寂しい日々でした。これは、コロナ禍前の事例ですが、家族を失い、心の空白と孤独に苛まれていた男性が、あるライブハウスでの活動を契機に、ココロブルー（うつ）を克服していくまでのストーリーです。

心に、ぽっかり穴があいた

サガラさん（50）は、ある団体職員です。私が、春季の健康講演会に講師として招かれた時に、事務連絡の担当として、日程の調整などを務めてくれた総務職の方です。講演会当日の司会もしていただきましたが、人前でのスピーチはあまり得意ではないようで、講師紹介の際には、ずいぶん緊張していた様子でした。

2時間近くの講演会が終わり、私が会場を去るまでの道すがら、数分でしたが、サガラさんと私は初めて雑談をしました。お互いに礼を交わし、その団体が置かれている状況などをうかがった後、サガラさんは、その日の私の講演内容についてこう切り出したのです。「今日のお話の中で、睡眠不足とうつの関係、よくわかりました。先生には、また、個人的にご相談したいのですが……」

私は、「メールでもいただければ、お引き受けしますよ」と答えましたが、もしかしたら司会における緊張ぶりは、睡眠不足などが理由で心身の緊張が強まっていたためか……などと思いながら帰路につきました。

サガラさんから、相談の予約についてメールが届いたのは、すぐ翌日のことでした。その団体とは、健康相談に毎月赴く契約をしていたので、翌週には再び彼とお会いして、「個人的な相談」をお聞きすることができました。

サガラさんは、隣県の実家に高齢の母親がいて、毎週末に訪れては、身の回りのことや病院受診などの世話をしてきたそうです。しかし、2カ月前の冬の夜、母親は脳血管障害で他界されました。ずっと独身のまま、仕事の傍ら、老いた母親の世話をするのが、彼にとっては大事なライフワークでした。しかし、突然に母親の死が訪れ、葬儀など諸々の気ぜわしさが片付いてしまうと、「心に、ぽっかり穴があいた」ように感じたのでした。

かつて夢中だった音楽のこと

サガラさんは、その頃からぐっすり眠れず、夜中に何度も目が覚めてしまうようになり、次第に仕事の集中力も落ちてきたそうです。週末には、実家に帰ることもなくなった分、時間を持て余し、昼間から焼酎を飲み、母親のことを思い出したり、古い音楽を聴いたりして過ごしているようでした。

そんな自分自身が心配になり、あるメンタルクリニックを受診したところ、母親の他界に伴う「荷下ろしうつ」の状態と診断され、抗うつ薬の処方を受けました。それは、最近のうつ病治療の主流であるＳＳＲＩ（選択的セロトニン再取り込み阻害薬）の一種、エスシタロプラムで、服用を始めると睡眠の状況は若干改善したものの、なんとなく物憂い気分は続いており、全快にはほど遠い、と自覚していたようです。

私は、この薬の効果が次第に発揮されることで、より深刻なうつ病への悪化は防げるだろう、と推測しました。しかし、本来のサガラさんを取り戻すために、開いたままの「心の穴」を、何か別のもので埋めることができないだろうか？　と思いました。それも、まったく未知のことではなく、彼にとって馴染みのある何かによって。

そこで、彼の週末の過ごし方をもう少し詳しく尋ねてみました。昼間の飲酒は勧められるものではありませんが、サガラさんが愛聴している「古い音楽」のことが気になりました。

彼は、大学生の頃から、アメリカのカントリーミュージックが好きなようでした。そして、唯一といってもいい趣味とは、子どもの頃に習っていたバイオリンでした。学生時代には、カントリーバンドに所属し、フィドルのパートを務めていましたが、社会人になってからは、もう当時の仲間と会うこともなくなっていました。私も学生の頃に、カントリーが好きな友人から勧められて聴いていたミュージシャンのことを話題にすると、サガラさんは、それまでとは人が変わったような笑顔を見せ、「まさか、先生と、Tony Rice* の話になるなんて思いませんでした！」と喜んでくれました。

* Tony Rice　アメリカのブルーグラスミュージック界を代表するギタリスト。2020年12月永眠。

私の「荷下ろし」経験とも似ていた

その笑顔が、私は我が事のようにうれしく感じました。そして、彼への次なる「処方箋」は、音楽に関わることだろうと、ほぼ確信を持ちました。

なぜなら、実は私にも、似たような「荷下ろし」の経験があったからです。

きっかけは9年ほど前の母の入院でした。広島に住む父が日常生活に困り、私を頼って上京したことで、予想もしなかった私たち夫婦との同居生活が始まりました。私も妻も戸惑い気味ながら、日常の世話など、できることは夫婦で力を合わせて努めました。2年という限られた間だけでしたが、朝に夕に、私は医師としての仕事以外に、父への「回診」を続け、その分、どうしても夫婦の自由な時間は制限されるようになりました。そんな、どことなく気分の湿りがちな毎日でしたが、当時勤務していた病院の区民向けのイベントで、久しぶりに人前でピアノを弾いて歌う機会がありました。この時の出来事が、私が思春期に夢中だった音楽活動を、もう一度頑張ってみたいと思う契機となったのです。

やがて、母が退院したことで、父は広島に帰り、老親の世話は一段落つきました。重荷を下ろしたことで、正直、ほっとしたものの、同時に、ちょっとした虚脱、放心状態のような心境にもなっていました。そんな私の救いとなったのは、病院イベントで共演した音楽好きな仕事仲間との会話でした。彼らの情報から、東京都内にはアマチュアの音楽好きが集まる店（ライブハウス）が何軒もあり、誰でも気楽に人前で歌ったり、演奏したりする「オープンマイク」という場があることを知りました。ある日、私は勇気を奮って、ある有名店を訪ね、ピアノを弾き、2曲ほど歌ってみました。その店の常連メンバーとも会話が弾み、やがて、あるロックシンガーのサポートバンドでピアノとコーラスを務める機会や、自身の小さなライブの予定も組まれるようになりました。当時は、診療のほかに、研究や論文書きなどに忙しい時期ではありましたが、その気になれば時間は作れるものでした。以後、思春期の頃のように作詞作曲にも取り組み直し、2019年以降は、オリジナル曲の制作・リリースも行えるようになってきました。

古くて新しい楽しみ

すこし回想が長くなってしまいました。

この経験もあって、私は、サガラさんに「オープンマイク」のことを話し、彼の自宅近くにあるライブハウスを勧めてみました。少しためらった様子ながらも、「クラシックの小品やアメリカの民謡だったら、そういう場所でも場違いではないだろうか？」などと、予想以上に乗り気な姿勢で私の提案を聞いてくれました。手ごたえを感じた私は、この流れをより確かなものにしようと、「アメリカ民謡の『The Water Is Wide』など、ステージで何曲か一緒にやってみませんか」と投げかけてみました。

その後、サガラさんの週末の過ごし方には、「古くて新しい楽しみ」だったバイオリンの練習が加わり、それに伴って「心の穴」はだんだん小さくなっていったようでした。私へのメールには、問診への答えに加えて、課題曲『The Water Is Wide』の歌詞やパート譜、コード譜が添付されるようになりました。どうやら睡眠の状況も良くなり、仕事にも以前のように集中できるようになってきたようです。もちろん、薬の効果もあったと思いますが、音楽に再び夢中になっていることは、彼の日常生活に大きなプラスになっている様子が伝わってきました。

そのうち、彼は、あるライブハウスのオープンマイクに参加したそうです。その店では、ギターを弾きながら古いフォークソングを歌う人が多く、あるグループが、1970年代の大ヒット曲『神田川』（かぐや姫）を歌った時、飛び入りでバイオリンを奏でたところ、大喝采を受けた、とのメールが寄せられました。以後、サガラさんは「音活（おとかつ）」と称して、その店でできた仲間との演奏を楽しむようになったそうです。母親の他界によってもたらされたサガラさんの「荷下ろしうつ」は、こうして音楽を楽しむ日々の中で解消されていきました。

「心の穴」を埋めるために

うつ病は、いくつものストレス要因が重なって起こる病気です。仕事や人間関係のストレス、過労、闘病、落胆、荷下ろしなど、生活や健康面の多様な要素が絡みます。だからこそ、逆に、日常生活の中でさまざまな工夫をすることで、うつ病の発症や重症化を防ぐことも、ある程度は可能だと考えられます。その代表的工夫の一つが、「心の穴」を作らない、または、そのままにしておかないことです。人は一生のうちに、何度か大きな荷を下ろす経験をします。家族との死別だけでなく、退職や子どもの自立、結婚など、さまざまな機会が訪れます。そんな時期、「心の穴」を広げないために大切なことは、新しい目標の設定だといわれています。もちろん、まったく新しい一歩を踏み出すことも悪くはありませんが、私の経験では、自分がかつて夢中になったことや、いつかは叶えたいと思っていた課題にチャレンジすることのほうが、スタートするためのハードルが低く、その後の効果も高いように感じます。過去に自分が経験したことや疑似体験したことのほうが再開しやすいという理論もあります。

もしも、「心にぽっかり穴があいた」ような気持ちになった時、サガラさんや私のエピソードが、参考の一つになれば幸いです。

Story 3

他人のイヤホンから漏れる音に激高！

「月経困難症」と「怒り発作」

喜怒哀楽――。それらの感情の背景には、たいてい、相応の原因と対象があるものです。例えば、栄光を勝ち取れた喜びや、何か大切なものを失った悲しみ、世の中の不合理に向けた怒りなどは、もちろん健康な心の動きです。しかし、人間には時折、「なぜそんなに怒り、高ぶるのか？」が客観的には理解できないほどの興奮状態（精神運動興奮）に陥ることがあり、そこには心の働きを逸脱させる、何か別の原因があるものです。

生理前になると、強い不安といら立ちが

ヨウコさん(36)は、夫と長男との3人家族。明るく社交的な性格で、幼少時から続けてきたピアノの技量を生かし、街の音楽教室で講師を務めています。29歳で長男を出産した直後に、不眠に悩むことがありましたが、その時には特に治療を受けず回復し、以後、特に健康上の問題はなく過ごしてきました。

昨年の冬のことです。次年度から、夫が東北地方へ単身赴任をすることが内々に決まった頃から、それまでに感じたことがなかったような不安を抱くようになりました。「夫が赴任先で病気になりはしないか」「大きな事故に巻き込まれたりはしないか」……。夫にも長男にも、心配しすぎだと笑われました。しかし、当のヨウコさん自身にとってみれば深刻な問題で、だんだん食欲が落ち、夜も眠れない日が続くようになったため、夫に連れられてメンタルクリニックを受診しました。

医師は「神経症性不眠」と診断し、抗不安薬エチゾラムと抗うつ作用のあるスルピリドを処方しました。服薬するうちに、ヨウコさんの不眠と食欲不振は緩和されてきました。しかし、何かにつけて不安を抱きやすい「心配性」は、時折、波のようにやってきます。

そして、だんだんとヨウコさん自身は、「生理前になると、不安といら立ちが強くなる」

ことに気づき始めていました。

穏やかな彼女が突然に激高

3月のある日の夜、夫がソファでうたた寝をしているのを見たヨウコさんは、なぜだか、ふいに強い怒りが湧き上がってきました。

「どうしてそんなにだらしないのよ！」

「え？　……いいじゃないか、いったいどうしたんだ？」

そんなやりとりから、口論が始まりました。

夫婦喧嘩は、今までもそれなりにありましたが、この夜のヨウコさんの怒りは別人のように激しく、台所の皿を床にたたきつけて割ってしまったり、自分の頭を両手でボカボカたたいたりなど、夫と長男が宥《なだ》めすかして、ようやく収まったとのことです。

翌日に再びクリニックを受診し、前夜の状況を医師に伝えると、躁うつ病（双極性感情障害）の可能性があり、薬剤の調整のためにも短期間の入院治療を勧められたことで、夫に連れられて、当時、私が勤務していた病院（精神科・心療内科）を受診しました。

初診時のヨウコさんは、紹介状に書かれているような不安げな様子はあまりなく、むしろ落ち着いた表情でした。夫婦喧嘩で、皿を割ってしまうほどの激情の持ち主だとも思えない感じでした。私は「入院が必要なほどかな？」と迷いました。「最近になって、なぜだか不安の感じ方が強くなってきた」「急に怒りが爆発してしまう」と訴えるヨウコさんですが、目の前の彼女の落ち着きぶりからは想像もできません。その様子から症状は、突発する発作的な起こり方であり、怒りや不安に見合う原因は乏しく、つまり些細なことで臨界点近くまで怒りが突き上げてしまうアンバランスを感じたため、経過観察のための入院治療に舵を切りました。

怒りは月経前にやってくる？

入院2日目の問診で、ヨウコさんはこう語りました。

「お薬で、今はとても落ち着いているのがわかるんですが、不安材料が2つあるんです」

- 躁うつの「躁」にあたる症状は、あの夫婦喧嘩でのひどい興奮以外に思いつかない
- 今、落ち着いているのは、生理中だからじゃないか

たしかに、躁うつの両面における症状ははっきりしません。躁状態にみられる、多弁（話しすぎること）や活発すぎる様子もこれまでにはうかがわれません。それまでに処方されてきた興奮を抑えるための薬は極めて少量で、それだけで「躁」レベルを抑えられるものではありません。また、発作的で強い怒りと興奮、いわゆるアンガーアタック（怒り発作）がみられやすい疾患としては、非定形な感情の障害や人格の偏り、また、ＡＤＨＤ（注意欠如・多動症）も考えられますが、ヨウコさんの場合には、いずれも考え難い状態でした。脳の器質性疾患やてんかんなどが疑われることもありますが、あらためて行った脳波、頭部ＭＲＩ（磁気共鳴画像）、心理検査などでも異常はありませんでした。

ヨウコさんの言葉通り、私は、やはり月経と不安・感情との関連が気になりました。詳しく尋ねると、最初に夫の単身赴任がひどく心配になりはじめたのは、当時の月経開始前の週だったこと。夫婦喧嘩でお皿を割ってしまったのが、それからほぼ1カ月後だったようです。このことからも、ご本人の「次の生理前が心配」とは妥当な推理でした。

そこで、私は、「月経前症候群」（Premenstrual Syndrome：PMS）の中でも、「月経前不快気分障害」（Premenstrual Dysphoric Disorder：PMDD）が疑われることを説明し、その夜からの薬剤をＳＳＲＩ（選択的セロトニン再取り込み阻害薬）であるエスシタロプラムに一本化しました。

その後も、病棟内でのヨウコさんはとても落ち着いていて、うつ病で同室に入院していたマヤさん（28）の「お姉さん」的な良き話し相手でもありました。病院内のデイルームなどで二人が談笑している姿は、私もよく見かけました。狙い通り、ＳＳＲＩが功を奏しているようでした。

マヤさんのイヤホンから漏れる音に

ところが、ヨウコさんが入院して、10日目の夕刻のことでした。

「先生！　ヨウコさんが、たいへん！」

看護師とともに、病室を訪れると、ベッドの周りの床には、ちぎれた新聞紙や雑誌の断片が散らばっていて、ヨウコさんは、窓際で地団駄を踏んでいるのです。

「シャカシャカ、シャカシャカ、耳障りなのよ！」

その時の私の正直な印象では、それまでのヨウコさんとは一変しており、まるで「泣いた赤鬼」のような形相でした。すぐに面接室に移ってもらい、ヨウコさんに怒っている理由を尋ねると、原因はマヤさんのイヤホンから漏れる音だったとのことでした。それが耳に障ったらしく、それとなく注意はしても止まらなかったようで、それが突然の怒りを引き起こしたようです。しばらくの間、ヨウコさんは、無言で下を向いたまま、肩で大きく息をしていましたが、だんだんと落ち着きを取り戻してきました。

そこに、マヤさんが、面接室をノックして、扉を開けて顔をのぞかせながら、「ヨウコさん、ごめんなさい、ごめんなさい……」と小声で話すと、二人は泣き始めてしまいました。

私は二人を落ち着かせながら、頭の中では、ほぼ予想できない契機で、これほどの発作的な怒りと興奮を引き起こすＰＭＤＤに対する、次の手立てを考えていました。まだ泣き止まないマヤさんを看護師が部屋に連れ戻し、私はヨウコさんと二人になった後、「次の生理前が心配」と不安になっている彼女のつらさを受容することに努めました。

治療には多角的なアプローチが要る

すっかり落ち着きを取り戻したのか、「すみません。恥ずかしいです」と、自身の怒りと振る舞いを後悔している様子のヨウコさんの手には、雑誌や新聞を破り捨てた時にできたと思われる細かな切り傷がいくつもあり、血が滲んでいました。消毒綿をその傷にあてながら、「謝らなくていいこと」「腹が立つことは少しも悪くないこと」「ただ、怒りのままに力をふるった結果は、自分にとって傷として残り、悲しいことですね」と話しました。

そんな夜が明けて、翌日からのヨウコさんは、いら立ちは消えたものの、少し元気がない様子でした。私は面接し、「怒り」が「悲しみ」に換える感情でもあることを伝え、また、マヤさんとの間柄にも強い「しこり」はないことを確認し、ヨウコさんの安心を促しました。

実際、PMDDによって別人のように攻撃的になる女性はいます。そこでヨウコさんにはホルモンバランスの調整を勧め、治療薬はSSRIと低用量ピル（卵胞ホルモン・黄体ホルモン配合製剤）を併用してもらうことにしました。それからの1カ月間、ヨウコさんは服薬を続け、時折、自宅への外泊を挟みながら、状況は安定していきました。次の月経前にも、強い不安や発作的な怒りも起きないことが確認でき、退院となりました。以後の外来通院においても、月経前の精神的な不調の再発はない様子です。

「不快気分障害」を含む「月経前症候群」の症状は、女性ホルモンであるエストロゲンとプロゲステロンの急激な変化が関係すると考えられています。一般に、感情の不安定さには、脳内のセロトニン系などの調整が有効ですが、ヨウコさんのように振れ幅の大きい発作的興奮をきたす場合は、ホルモンバランスの調整も必要でした。突然の怒りを伴うような精神疾患やADHDが該当せず、原因や対象がはっきりしない場合は、セルフコントロールや向精神薬による治療だけでは難しいケースがあります。このような場合、あらためて身体機能（ここではホルモンバランス）を併せたアプローチが欠かせない――。ヨウコさんのケースでは、あらためてそれを痛感しました。

Story 4

体重35キロの拒食症から回復したきっかけは？

思春期のアンビバレンスへの着眼

ひとつの対象に向けて、例えば愛と憎しみのように、正反対の感情が心の中に同居していることをアンビバレンス（ambivalence＝両価性）といいます。「会いたい、（まだ）会いたくない」「出かけたい、（でも）出かけちゃいけない」など、二通りの心境になると、人は自分の望ましくない感情のほうに強く影響されてしまうところがあるようです。特にまだ、自分らしさを模索中の思春期には、こうしたアンビバレンスが、行動面に偏った影響を及ぼすことも少なくありません。これは、神経性無食欲症（いわゆる拒食症）を抱えた、ある少女との対話のエピソードです。

過度な食事制限、そして入院

リサさん（16）は、高校2年生に進級した春から、次第に痩せが目立ってきました。その影響で体力が低下しているわりには、話す声はハキハキと活気があり、目力（メヂカラ）を強く感じさせます。華奢な体にショートヘアで、一見、ロックシンガーのような容貌でした。

これまで、学校での成績もよく、在籍する陸上部では長距離走が得意でした。親や教師から見て、どちらかというと従順な「おりこうさん」タイプでしたが、内面は我慢強く、かつ頑固な性格だったようです。当時は、自分の体形が女性らしく変化していく成長を止めたいかのように、食事に相当強い制限をかけていました。

後に、当時の主治医だった私に見せてくれた日記には、次のような心境が書かれていました。

「母親を見ていると、ゴハンもお菓子もよく食べて、テレビを見ながらソファに横になって、すごく太ってる。自分は、あんなふうにならずに、いつまでもやせっぽちでいたい。油断して食べすぎたら、それ以上に動けばいい。食べないでいるとみるみる痩せていく。まわりがとやかく言っても、私の我慢の結晶だから、それは無敵。『ちゃんと食べて』なんて、余計なお世話でダイキライ！　……でも、ゴメンネ（これは封印）……」

そんな状況にあった彼女でしたが、痩せが進行し、ある日の下校中に意識を失って倒れてしまい、自ら望まない入院生活となりました。身長148センチに対し、35㌔と標準体重の20％以上の痩せでした。そこで出会った精神科医（私）にも親しみなど感じることはなく、なかなか簡単には心を開いてくれませんでした。

病院じゅうを歩き回ってカロリー消費

当時、私が勤めていた病院では、入院患者さんが、50音順に病棟の診察室に招かれ、次々に問診していく形での定期診察がありました。そこでは、机を挟み真正面から向き合う形で、医師が、睡眠、食欲、気分などを尋ねます。それ以外にも、朝に夕にと、医師や看護師が各病室を回ることも日常でしたが、当初のリサさんがそうであったように、自ら何の不調も悩みも訴えず、元気そうに振る舞われれば、表面的な言葉は聞けても、その心の内側はまったく聴けていないのではないか？　という懸念が膨らんでいました。

例えば、私からリサさんに対して、摂食の状況を尋ねる前に、「お昼も全部食べましたよ」とハキハキ、にっこりされてしまう。なかなか心情が聴けていないのが気がかりであったと同時に、ボクシングの堅いガードのような「抵抗」を感じました。さらに、彼女は病院内の廊下やデイルームを毎日長時間歩いていました。病院の食事は、（きっとしかたなく）摂ってはいるので、歩き回ってカロリーを消費しているのだろう、と察しがつきました。

ただ、そうして毎日顔を合わせ、表面的ながらも対話していることは、無意味ではなかったのでしょう。リサさんが入院して1週間ほど経ったある日の夕刻、彼女は歩き疲れたのか、病院の待合室のベンチにポツンと座っていました。そして、それは、ちょうど私が夕刻の外来診療を終えて、診察室から出てきたタイミングでした。

「先生、ちょっといい？」

普段の彼女からは想像もつかないような小さな声に引き留められました。

その流れのまま、私はベンチに横並びに座りました。しばらくの沈黙のあと、リサさんから、

「今日、お母さんが……」と、さらに小さな声で、言葉が出ては途絶えます。

「お母さんが？」と、私は間をおいてオウム返しに聞いてみます。

彼女の母親は、ほぼ毎日見舞いに来ます。今日は何か特別なことでもあったのだろうか？

それとも、体重や食事の量ばかり問われてつらくなったのか？　……あり得そうなことを想像しながらも、「きっとこれから、何かが語られるだろう」と考えて、私は静かに待っていました。

すると、彼女は、堰を切ったように涙を流し始め、両足をぶらんぶらんと揺らしながら、「お母さんが……かわいそう」と言葉を継ぎました。そして、

「かわいそう……？」と返した私に向けて、ゆっくりと語り始めたのです。

母親に対する二つの思いが同居して

「母親は、若い頃は、とっても細くて綺麗な人だった。

そして、毎日朝早くから夕方まで仕事をしながら、私と弟を育ててくれている。

だから家では、疲れてるだろうからゴロゴロしててもいいのに。

でも、ゴハンもお菓子もいっぱい食べてて、最近は太ってしまって、

私がそれをすごく嫌がるんだから、かわいそう……」

この時、初めて聴けたリサさんの思いからは、母親のふくよかな姿への嫌悪感と、その

裏腹にある感謝を感じました。それは、アンビバレンス、そのものです。

私は「そう……。その気持ちは、まだしばらくは（お母さんに）言えないの？ それとも言わないの？」と問いかけてみました。

「……うん……今は封印かな。言ったら、自分に負ける気がする……。言えたら楽なのかも、だけど……」

そう話すことで、彼女のアンビバレンスは、どんどん言語化されて、浮き彫りになってきました。例えば、

- （お母さんが）大好きだけど、ダイキライ
- 大人にはなりたい、でも、あんなふうにはなりたくない
- そんな自分もダイキライだけど、今のままの痩せたコでいたい
- 食べたいけど、太りたくない

いずれも、正反対の思いが心の中に同居していて、両方とも自然な思いなのに、どちらか片方に偏ったように振る舞ってしまう。

そんな状況にある彼女に、どちらかに偏っている思いを、その反対側へ意識的に変えようとしても無理でしょう。「嫌いな自分を好きになりましょう」などと、通り一遍なこと

を言ったところで歯が立ちません。そもそも、社会のルールに反している以外のことなら、どちらもありのままの思いなのに、どちらかだけに決め込もうとすることは、かえってつらいはずです。

あらためて、体に目を向けてみると

そこで私は、〝閑話休題〟といった雰囲気を装いました。

「でも、まあ、どうして今回、入院になっちゃったんだろうね？」と、まるで他人ごとのように（のんきに）私が問いかけると、リサさんは、いつもの目力で、こちらの顔をしっかり見返してきました。

彼女が抱く二通りの思いは、否定されるべきものではありません。むしろ、どちらの思いも「ありのままに許せること」、すなわち、ありのままの自分を認める「セルフコンパッション」へと導きたいと、私は思いました。なおかつ、どうして真逆な思いや本当は望ましくない行動が次々に起きてきたのか？　を整理するために、「それから？」「そして？」「どうして？」のような文節をつなぐ問いかけを続けることで、ここまでの経過をともに振り返ってみました。例えば、どんどん痩せていった〜（それから？）倒れた〜（そして？）入院になった〜（そこでは？）すこし休めた〜（そして）すこし食べられる〜（でも）始終歩いてる〜（どうして？）太りたくないから〜（ほかには？）でも倒れたくもない……。

こんなふうに、問答の流れから、最後の部分に出てきた「痩せたままでもいいから、もう倒れないでいること」を目標として共有しました。そして、「倒れないために体の仕組みについて勉強しない？」と私から提案し、翌日の夕刻から、母親が面会に来た時に、これまでの検査結果を見直し、それを一緒に〝勉強〟していきました。標準体重や、カロリー、健康習慣、効率のいい運動法などは、母親にとっても役立つ知識として歓迎されました。その後も、検査結果を見ながら、「まだ貧血がよくない、鉄が足りないね。カリウムもギリギリの値」など告げると、リサさんは案外興味を抱くようで、ちょっとした内科学や体の仕組みに関する質問を私にぶつけてくるようになりました。その内容も、次第に深まっていきます。

「カリウム値が、これ以上上下がったら、どうなるんですか？」

「筋力が落ちるから、物がつかめず、倒れてしまう。緊急時は薬で補正できるけど、それではいつまでも患者さんだからね」

「じゃあ普段はどうしたらいい？」

「本物の回復には栄養バランスで整えないとね」……等々。

元気なやせっぽちを目指そう

リサさんとは、こうしたやり取りを続けていきました。結果的に、健康戦略、いわばヘルス・リテラシーへ導く対話が続くことで、「命をなくしそうな痩せを目指したわけではない」「元気なやせっぽちを目指そう」というテーマが、〝三者面談〟でも浸透していったように感じられました。

そして、入院から3カ月がたち、学校の夏休みも終わりました。リサさんのアンビバレンスに対しては、ありのままの自分を認めて許せる「セルフコンパッション」へとつながり、痩せ願望を否定せず、新しい健康観を得られるように、母娘とともに取り組んでいった結果、彼女は新学期から登校できるようになりました。以後も、体重は40キロ前後でしたが、貧血やカリウムなどの異常値はなく、高校卒業まで通院を続けました。

そして数年後、私にハガキが届きました。彼女は、医療の専門学校に進学したとのことです。

Story 5

“ずっと一緒にいたから”

死別の悲しみを乗り越えてきた父と娘の20年

ある晴れた日曜日、私は知人の結婚式に参列していました。チャペルの扉が開き、新婦とその父親が手を携えて入場してきました。色鮮やかなドレスを纏った新婦アキさん（28）は溢れる笑顔で、父親のトシオさん（62）は緊張した面持ちでした。参列者の拍手の中、歩みを進める二人が、ふと顔を見合わせた瞬間、アキさんが泣きだしてしまい、トシオさんの目にも涙が光っていました。その時、私も涙が溢れないように、ずっとチャペルの天井を向いている有り様でした。参列者の何人かも同様に涙しているようでした。

結婚式は、祝福のイベントです。感動の涙を呼ぶ場面も珍しくないでしょう。ただ、トシオさんとアキさんが、晴れのこの日を迎えるまでに、ある大きな悲しみを乗り越えてきたことを、私は知っていたのです。

妻が消えた朝

遠く、20年の歳月をさかのぼります。洋菓子店を営むトシオさんは、妻アサミさん（当時37）と一人娘のアキさん、実母キミさん（同65）との4人暮らし。当時、私もその店のケーキをよく買っていて、家族ぐるみで親しい関係になっていました。

その年の春、アサミさんに異変が起こりました。私と顔を合わせた時に、まるで初めて会った人に接するかのような態度だったり、レジで勘定を間違えたりと、精神的な変調をきたしていたようでした。そんな妻の様子を心配したトシオさんは、一緒に精神科クリニックに出向きました。その結果、アサミさんは統合失調症と診断され、通院治療を受けることになりました。どうやら、彼女には幻聴が起こっていたようで、「○○に行きなさい」や「○○を買いなさい」など指図するような声が聞こえ、それが少なからず行動に影響を及ぼしていたようでした。

そして、ある日の早朝のこと。私はトシオさんからの電話で目を覚ましました。

「目覚めたら、アサミがいないんです」

と、かなり困惑しています。私は、通院先のクリニックへの連絡、それに警察への捜索願を出すことを勧めました。トシオさんは、まだ小学2年だった娘のアキさんには、「大丈夫だから」と言い聞かせ、なんとか学校に送り出しました。それから、精神的に不安定だった妻の身を案じ、心当たりの知人に電話をかけたり、近所を探したり……、一大事でした。

警察からの知らせは……

警察からの連絡が届いたのは午後になってからでした。近海の漁師さんにより、アサミさんらしき亡骸《なきがら》が発見されたとのことでした。状況から、投身自殺と推定されました。混乱しながら慌てて現場に出向き、確認……変わり果てた妻と無言の対面をしたトシオさんでしたが、突然全身が震え、体中から汗が吹き出し、激しい動悸に見舞われました。その時の精神的な衝撃を思うと無理もありません。でも、この時にトシオさんが最初に考えたのは、「何も知らずに学校にいる娘のことだった」と言います。

(まだ8歳のアキに、「母さんが海に身を投げた」などとは言えない。なんて伝えればいいのか……)

とにかく、心配しながら自宅で待っている母親キミさんに電話で状況を伝えた後、

「『アキには、母さんは病院に運ばれて入院中で、面会もできない』と話して、とりあえず安心させてほしい」と伝えました。トシオさんの意向を汲み、学校から帰宅したアキさんに、キミさんはその通りに伝えました。

経験したことがない衝撃と悲しみに必死に耐えながら、トシオさん自身も警察で事情を訊かれ、同時に親戚・知人らへの連絡、慣れない葬儀の準備も始めなければなりません。突然訪れた「今までで一番つらい一日」がようやく終わっても、その夜は朝まで眠れず、ずっと動悸が止まらなかったそうです。

憔悴、動悸に見舞われながらも

翌日、さまざまな手続きに追われながら、なんとか時間の隙間を見つけたトシオさんが、私の診察室を訪れてきました。憔悴しながらも、すべてを打ち明けてくれた姿からは、明らかに動悸や発汗など、自律神経の乱れが見て取れました。ご本人が大変な思いをしているにもかかわらず、口をついて出てくるのは娘アキさんのことばかりでした。

「娘にどう説明すればいいでしょう。まだ、母親が入院していると思っていますが、亡くなったことはそのうちわかります。でも、どうやって死んじゃったのかについて、本当のことを話すのは……まだ……。いつかは、ちゃんと話さないといけないのですが……」

私は、トシオさんの言葉を黙って聴きました。明らかに、ご自分も精神的に崩れそうになっているのに、小さな娘さんへの思いばかりが先立ってしまって、どう対処していいかわからない、混乱の極みにいました。私自身、慰めやアドバイスなど何もできませんでした。

胸の内を打ち明けて、少しだけ落ち着きを取り戻したように見えたトシオさんに、私は、次のように話したことを覚えています。

「娘さんに、いつか本当のことを伝えないと……そうですよね。私もそう思います。だからこそ、今は、大きなショックをまずは自分が受け止めて、なんとか気持ちの整理をしようと。娘さんに伝えるのは、その後にしたいというお考えは、重みのある判断だろうと思います」

トシオさん自身には、まだしばらく大変な時間が続きます。まずは、残された娘さんや、自分の母親のためにも、この困難を乗り切っていかなければなりません。彼の思いを傾聴したあと、当面の処置として抗不安薬クロチアゼパムを処方しました。

やっぱり、今、これ以上は言えない

事情が事情なので、葬儀はひっそりと行うことになりましたが、その前に娘さんには、母親が亡くなったことだけは伝えなければなりません。アキさんと母親のキミさんを呼び、静かな口調で言いました。

「アキ……、母さんは、死んでしまった。病院から知らせが来てね」

すぐに事情をのみ込めずにいるアキさんは、きょとんとして、しばらく不思議そうな顔をしていたそうです。それから彼女の顔は、涙でぐしゃぐしゃになり、

「どうして?……母さん、もう会えないの??」

と何度も繰り返して泣きじゃくりました。

キミさんがアキさんを抱きしめ、トシオさんも嗚咽をこらえることはできなかったそうです。その状況を想像しただけで、こちらの胸も詰まってきます。

その時、トシオさんは、あらためて「今、自分の口からは、(妻が亡くなった理由について)

これ以上は言えない。言うべきではない」と決心したと言います。ただ、近所でも、学校でも、人の噂は抑えきれません。遅かれ早かれ、アキさんは本当の事情を知ることになるでしょう。その後も定期的に私の診察室にやってきたトシオさんから話をうかがう機会はありましたが、彼の口からアキさんがどうやって本当のことを知ったのかは語られませんでしたし、私から聞くこともしませんでした。

喪失と悲嘆の段階を経て

ただ、当時の彼は、次のようなことを何度も繰り返して言いました。

- アサミの部屋は、亡くなる前のままで、何も整理できていないこと
- なぜ、こんなことが、うちの家庭に起こらなければいけないのか?
- 自分が（妻に）してやれることはあったはずなのに、「死なせた」ように思う

これらの言葉からは、妻の死という事実を認めがたい気持ち（否認）、さらに自分と家族に降りかかった悲劇に対する怒り、悔しさがにじみ出ていました。そんなトシオさんに会う

たびに、私が思い返していたことがあります。米国の精神科医キューブラー・ロスが、著書『On Death and Dying（死ぬ瞬間）』（1969年）で提唱した「悲嘆の5段階」です。簡単に言うと、人が、自身に迫る死や、死別などの悲しみを受け止め乗り越えていくには、いくつかの段階が必要だということ。つまり、悲嘆の淵から、「事実を受容していく」までの過程です。第1段階は「否認と孤立」、第2段階は「怒り」、以後、第3段階「取引（悲しみを代償するような行動）」、第4段階「抑うつ」を経て、第5段階「受容」に至るとされています。トシオさんの場合も、当初は否認と悔しさ、怒りから始まり、その後、生活のさまざまな場で自嘲的に笑ったり、店の顧客に過剰なサービスをしてしまったりなど、ロスの言う「取引」的な行動が見られました。病的な抑うつ状態には至りませんでしたが、やはり、娘に自分の口から母親の真相を告げていないことへの良心の呵責には耐えかねていた様子でした。

同じ屋根の下で、悲劇をともに受け止めて

それから、20年が経ちました。「悲嘆の5段階」を乗り越えたのはトシオさんだけでなく、アキさん、キミさんも同様であり、アサミさんの面影とともに20年間、同じ屋根の下で暮

らしてきました。想像もしなかった悲劇をともに受け止め、心を通い合わせながら、「ずっと一緒にいる」日々が続いたのです。あの日のチャペルで、アキさんとトシオさんが見せた笑顔と涙には、一緒に抱えてきた悲しみと家族の絆がはっきりと表れているようでした。それは、私の感情を強く揺さぶりました。

「もう、大丈夫」。きっとそんな思いから、トシオさんは、娘に注いできた愛情の幾分かを、新郎へとバトンタッチしたのだと思います。

人が、死別などの大きな悲しみに遭遇した時、そばにいる家族や友人は、その悲嘆にどう接したらよいのでしょう。まずは、悲しみを黙って受け止め、相応の重みを察する思いが必要でしょう。そこに「悲嘆の5段階」も念頭に置いて、悲しむ人の立ち直りを急かさないことでしょう。立ち直っていく姿に一歩遅れながらも、伴走するような距離から力になれれば、と私は思っています。

Story 6

酒席での一言が「アルハラ」に？

40代男性管理職の後悔と心身症

人には、いくつかの役割や立場があります。個人の率直な思いは「ホンネ」ですが、社会では「タテマエ」でふるまうべき場面があります。近年では、SNSなどでついホンネを語った言葉が社会問題となることも少なくありません。言葉は、他人を傷つける力を持つだけでなく、時には自身をも追い込む「剣」にもなります。「問題発言」となった言葉は瞬時に広まりやすく、その発言者は「やらかした人」として多くの人の目にさらされることになります。これは、約10年前の事例です。

ある日の酒席での出来事

イサオさん（当時47）は、食品製造業社の営業職。前任地の関西支社で営業成績を伸ばした手腕を買われ、昨年の春から東京本社に課長として着任しました。長年連れ添ってきた妻と関東の新居に引っ越し、都内の大学に通う長男とも近くなりました。若い頃に本社に在籍したこともあるイサオさんは、凱旋した気分で意気揚々と勤め始めた新年度でした。会社でのイサオさんは率直な物言いが多く、会議では大胆なアイデアを打ち出すなど、豪《ごう》放磊落《ほうらいらく》な性格です。一方、取引先との応対や社内での日常会話では、自身の感情や心の内は抑えて、立場をわきまえた発言をするように気をつけてきたようです。

ところが、ゴールデンウィーク前のある酒席でのことでした。連休前の解放感も手伝い、イサオさんは、いささか飲みすぎてしまったようでした。盛り上がる宴の片隅で、若い部下たちが、最近欠勤がちな同僚のことを心配そうに話していたのですが、そこへイサオさんが割って入りました。そして、

「私らが若い頃は、『24時間戦えますか!?』って頑張ったんだ！　今の若いやつは弱すぎる！」と、オヤジモード全開になってしまったようです。イサオさんと年代の近い課員たちは同調するように笑っていましたが、若い社員たちは一気にシラケてしまったようです。

にぎやかだった酒席は、なんだか後味の悪い雰囲気のまま、お開きとなりました。

机の上に、一枚の付箋が

連休が明け、イサオさんが出勤すると、机の上に一枚の付箋が置かれていました。そこには、整った文字でこう書かれていました。

「アルハラには、お気をつけて」

イサオさんは、その意味がすぐにはわからず、「アルハラ」という言葉をインターネットで検索しました。アルコール・ハラスメントの解説を読み進むにつれて、あの酒席での自身の言葉のことを指摘しているのだろう……と思い当たりました。ただ、「アルハラ」の説明に出ていたように社員たちに酒を強要したりはしていないし、誰かが迷惑に感じるようなこともしていない。これが「ハラスメント」に値するのか？

しばらく自問しながら、誰がその付箋のメッセージを書いたのか、課内を見回しながら不気味に感じました。「本社に着任して間もない自分が、ハラスメント管理職として周知されては困る」とおびえるような心境になり、夜中にふと目が覚めてしまったり、持病の不整脈が悪化するようになったりと、体調にまで変化が及ぶようになりました。

さまざまな思いが交錯して

イサオさんは、旧知の関係にある、社内の保健師アオキさんに相談してみました。酒席での様子をじっくり聞いたアオキさんは、おそらくイサオさんが発した「今の若いやつは弱すぎる」などの言葉が、若い社員たちに不快感を与えたことは間違いなく、「アルハラ問題として広まる事態に発展するようなら、社内での措置や調整が必要になるでしょう」と、冷静に答えました。ただ、イサオさんの体調変化は見逃すことができません。当時私が勤めていたストレス外来にイサオさんを紹介してくれました。

数日後、私が診察室で対面したイサオさんは、受診までの顛末を詳しく話してくれました。「管理職として会社に貢献したいという思い」「不快感を与えた社員への申し訳なさ」「ここまで頑張ってきた自身の立場」「家族に心配をかけてしまうのではないかとの懸念」などさまざまな思いが交錯していることがはっきりわかりました。一方で、多少のことでは休みなど取らなかった自分の若手時代と、現代の若者との気質の違いが、ホンネとして胸の中でくすぶっていたのも事実でした。

ハラスメントの意図はまったくなかったものの、そんな思いが軽口として酒席で出てきてしまったことで、若い部下たちの反感を買ってしまったことを後悔している様子も伝わってきました。さらに、会社における新任課長としての立場、家庭での夫や父親である立場、引っ越してきて間もない地元での立場……、それぞれの場面でホンネとタテマエを使い分けながら日々を過ごしていることが、よくわかったのです。不眠や不整脈の悪化は、そんなイサオさんの精神面が表面化した「ストレス性の期外収縮」と考えられたため、抗不安薬のロフラゼプ酸エチルを処方しました。

たった一つの言動によって

薬剤治療の効果はあったようで、イサオさんの症状は改善し、心配していたアルハラについても社内で問題化することはありませんでした。ただ、イサオさんは、後輩や部下を傷つけたり、不快にしたりするつもりはなくても、相手にとって「ハラスメント」と受け取られる可能性があることを身をもって理解しました。それ以降、普段の仕事の場面であっても、気楽な酒席であっても、自身の言葉が周りにどう影響するかについて、より慎重に考えるようになりました。

アルハラやパワハラに類する出来事が、労災申請や民事訴訟に発展するケースは決して少なくありません。問題発言などを「やらかした人」は、普段はまったく問題ない人間性を持っていたとしても、ハラスメント的な言動によって、その言葉や行為だけがいさめられるのではなく、その人の存在ごと否定されてしまう風潮があるのも事実です。余計な一言が、「酒の席でのこと」や「冗談」では済まされない時代であることをあらためて認識しておかなければなりません。

参考 アルコール・ハラスメント（略称 アルハラ）
https://www.e-healthnet.mhlw.go.jp/information/dictionary/alcohol/ya-018.html
（厚生労働省 e－ヘルスネットから要約）
特定非営利活動法人ＡＳＫ（アルコール薬物問題全国市民協会）では、アルハラを以下の5項目と定義しています。

- **飲酒の強要** 上下関係・部の伝統・集団による、はやしたて・罰ゲームなどといった形で、飲まざるをえない状況に追い込むこと。
- **イッキ飲ませ** 場を盛り上げるために、イッキ飲みや早飲み競争などをさせること。
- **意図的な酔いつぶし** 酔いつぶすことを意図して、飲み会を行うことは、傷害行為にもあたります。
- **飲めない人への配慮を欠くこと** 本人の体質や意向を無視して飲酒をすすめる、宴会に酒類以外の飲み物を用意しない、飲めないことをからかったり侮辱する、など。
- **酔ったうえでの迷惑行為** 酔ってからむこと、悪ふざけ、暴言・暴力、セクハラ、その他のひんしゅく行為。

Story 7

「パニック発作、在宅勤務なら復職可」の診断書はアリ？

長引いた「コロナ禍」の間に、テレワークは急速に拡大しました。内閣府によると、コロナ前の2019年12月の時点で、全国のテレワーク実施率は10・3％でしたが、最初のパンデミック直後の20年5月には27・7％へと一気に上昇しました。その後、緊急事態宣言の有無などによって多少の波があり、21年10月には32・2％、日本生産性本部による別の調査では22年1月は18・5％に落ち着きました。本来は、「働き方改革」の中で、「ワーク・ライフ・バランス」を保つための方策として推奨されたテレワークですが、行動制限の一環で始めた在宅勤務者には、「ワーク・ライフ・ミックス」ともいえる日常が突然訪れました。それに伴って、次第に、仕事上のコミュニケーションの難しさや生活習慣と健康の保持に関わる課題も浮上しました。また、メンタルヘルス不調を訴える人の中には、職場などの社会集団に身を置くことが苦しいと感じる病態もあり、在宅勤務の検討が必要かどうかなど、働き方をめぐる合理的配慮も求められています。

出勤中の電車内で起きた発作

2度目の緊急事態宣言が解除された2021年4月のある朝、都内の企業に勤務するセリナさん（24）は、出勤途中の電車内で、突然の動悸と息苦しさを覚えました。満員の車内で立ち続けていたせいか、めまいも強くなり、何ともいえない恐怖感に見舞われたため、次の停車駅で下車しました。その日のうちに近くの病院を受診し、自律神経系の乱れである「パニック発作」と診断され、それ以降、紹介された心療内科クリニックに通院中です。

主治医からは、「パニック発作のため、10日間要休業」の診断書が出され、動悸や呼吸困難などの不調を感じた時は、抗不安薬アルプラゾラムを服用するよう指導されていたようです。当時、私は、彼女が勤務していた企業のメンタルヘルス管理医を務めていましたが、後に彼女の復職時に関わりを持つことになります。

会社の総務課に連絡したセリナさんは、自身の状況と診断書について伝え、初めての休業生活に入りました。自宅で数日が経過しても、あの発作を思い出すと、電車に乗ることだけでなく、近所に買い物に出かけることにも不安を覚え始めました。その一方で、仕事に行かず、ただ不安を抱えながら部屋にこもっている生活では、時間を持て余し、気分も安定しないままでした。そのうち、「これだったら、在宅でも働いているほうがいい」と思うようになりました。

「在宅勤務であれば復職可」との診断書

勤務先の会社では、当時、緊急事態宣言が発令されている期間は9割の社員がテレワークとなり、セリナさんもフル在宅勤務でした。宣言が明けても、何らかの理由があればテレワークが認められる制度もあります。セリナさんは、彼女自身に在宅勤務が適用されるかどうかについて、直属の上司に電話で相談したところ、「休業の診断書を出されたばかりだし、しっかり療養してほしい。復帰については主治医の先生から許可を得るように」と指示を受けました。そこでセリナさんは、次回の受診予定を早めてクリニックに行き、以下のことを主治医に伝えました。

- 受診以降、発作は起きていないが、外出先で発作が起きないかが心配（予期不安）

- 動悸などの不調がないから薬を服用していないが、予期不安が続くのがつらい
- 出社はせず、在宅勤務なら働ける状態か、判断してほしい

セリナさんの状態と意向を受け止めた主治医は、予期不安を軽減するために抗うつ薬のSSRI（選択的セロトニン再取り込み阻害薬）、エスシタロプラムを処方し、以下の内容の診断書を発行しました。

「病状が安定しつつあり、在宅勤務であれば復職可」

それを受けて、セリナさんが総務課に連絡したところ、「健康管理部門、人事部、上司などで協議して、週明けに結果をお伝えします」との返事を受けました。翌日、健康管理部門の統括産業医、メンタルヘルス管理医の私、保健師、人事部長、セリナさんの直属の上司が集まり、彼女の復職をめぐるミーティングが開かれました。

在宅＝外出しないことが及ぼす影響

まず、人事部からは、以下の意見が出されました。

・緊急事態宣言下でなく、多くの社員が出社する頻度が高くなっていて、フル在宅勤務を認めている社員はほとんどいない
・「在宅のほうが本来業務（メインとなる業務）を効率よく行える」など、業務上の理由ならよいが、感染防止の目的以外で、健康上の理由だけで在宅勤務を認めた前例がない
・ただ、コロナ禍でのテレワークやメンタル対応は、まだ歴史が浅く、前例にとらわれない選択肢も検討すべきか

また、統括産業医は、主治医からの診断書に、あえて「在宅勤務であれば」と記されていることについて、「パニック発作が治まっていても、自宅で安静にして、無理に通勤させないほうがいいということなのでしょうか？」と述べ、精神科的な判断を私に求めました。私は、まずセリナさんとの面談が必要だと感じました。パニック発作の場合、再発作への予期不安が高じ始めた時期の治療は重要です。彼女の今後を考えると、予期不安によって外出や社会参加を避けることが習慣化してしまうことは防がなければいけません。セリナさんの現状を面談で確認し、不安を抱えつつも、外出などの行動を促すことが、治療と復職には欠かせないと考えたためです。

そのため、セリナさんが本来の業務を在宅ならこなせるのであれば、それを主体に復帰を

認め、職場内の連携のため、必要に応じて出社も挟む形の「ハイブリッド勤務」を提案しました。統括産業医、保健師、人事部長、上司たちの了解が得られたため、週明けに、セリナさんと職場側でオンライン面談を持つことになりました。

当日、自宅からオンライン画面へと入室したセリナさんは、きちんと身だしなみを整えた姿で、まず職場側の私たちに丁寧に挨拶してくれました。統括産業医と私が、最近の様子について尋ねると、「薬の効果も感じていて、買い物などに出かける時の不安が和らいできている」とのことでした。ただ、彼女の様子からは、連日電車に乗り通勤するには、まだ「〝慣らし〟が必要」と思われました。仕事については、「できれば在宅から復帰したいが、出社が必要な時は頑張ってみたい」との意向を口にしました。そこで、統括産業医と私から、「ハイブリッド勤務」について説明し、提案したところ、セリナさんは快諾し、私たちに感謝の言葉を添えてくれました。

面談後、統括産業医は、セリナさんが通うクリニックの主治医に、この経過と復職にあたっての配慮などを書面で伝えました。その後、セリナさんは、在宅3〜4日、出社1〜2日のペースで復職し、業務をしっかりとこなしながらも、病状は安定しているようです。

新型コロナで顕在化した新たな議論

コロナ禍で在宅勤務、テレワークが急速に広まる過程で、導入してきた企業の就業規則には、新たな服務規定やセキュリティ等に関する多くの項目が盛り込まれるようになってきました。また、従業員の病気やけがなどのケースにおいても、「治療と仕事の両立」が促される可能性など、職場の健康配慮上、テレワークが望ましいとされることも増えつつあると思われます。一方で、業務の効率が高まる場合、もしくは感染防止などの特例に限ってテレワークを認めるものの、依然、健康上の理由だけでは認められない職場も少なくありません。在宅において、本来業務（主として行う業務）が十分可能で、且つ、組織に適応でき、健康上の問題も緩和される、といった複数の目的がかなう場合は、テレワークを認めるかどうかなど、運用の条件や適用規定についてなどの議論は、さらに高まるでしょう。新型コロナの流行は、期せずして「働き方の多様化」への新しいテーマを提示したと言えそうです。

夏

summer

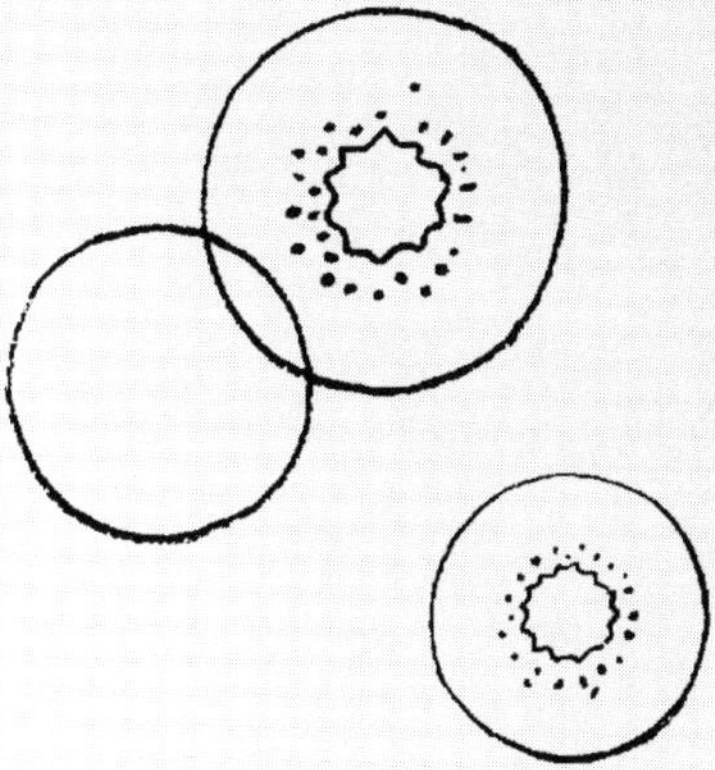

Story 8

キウイのおかげかもしれない

受験のストレスと過敏性腸症候群

受験勉強で夏バテ？

スミオさんは、高校3年生。冬に大学受験を控えていました。その年の夏休みは、とりたてて遊びに出かけることもなく、進学塾のセミナー通いに終始していました。

ただ、志望校への合格圏内までには、数学の偏差値が足りない現状でした。夏の間、十分に強化できたかどうか、正直なところ自信はありません。気持ちばかり焦ってしまい、夜遅くまで机に向かうものの、なかなか勉強がはかどりません。不安が集中力を削ぐのでした。

9月になり、新学期が始まりました。ひさしぶりに級友と顔を合わせても、意外なほど受験勉強の話ばかりで、放課後は誰もがさっさと下校してしまいます。それまで打ち込んできた剣道部も引退となり、日々の生活はまさに受験一色となりました。

「つまらないなあ。体も夏バテしたみたいで変だし……」と、気分はブルーでした。

そんなある日の帰り道、後ろから明るい声がします。

「今年もキンモクセイがいい香りだねえ！」

同じクラスのハルカさんです。スミオさんと彼女は幼なじみで、家も近所でした。

「ちょっとちょっと、最近、元気なくなぁい？」

「そうか？　そんなことないよ……」

「だって最近、お弁当、いつも残してるじゃないの。ヤセの大食いだったのに、食欲ないの？」

彼女の指摘は、だいたいいつも的を射ているのでした。

（……鋭いなぁ。そして、時々母親みたいなことを言う。子どもの頃からずっとだ……）

おなかの調子が悪かった理由は

　スミオさんは、「夏バテしたみたいで変だ」程度に考えていた体調でしたが、実は明らかな異変が現れていたのでした。徐々に、みぞおちあたりが不快で、下腹部が痛み、便秘気味になっていきました。ふいに下腹部痛が始まることがあり、授業中はなんとか我慢していますが、試験中に腹痛が起こる可能性を思うと、不安が増幅してきます。

「いつでもどこでもトイレに駆け込めるわけではないし……」

　それでも、周りに心配をかけたくないため、誰にも相談せず、夏バテでおなかの調子が悪いだけ、と決め込んでいました。

　ある日、自分の体調についてハルカさんに話したところ、

「それ、胃腸炎なんじゃないの？　自分で言いにくいんだったら、私からお母さんに言ってあげようか？」と心配そうに返されました。

（今度は医者みたいなことを言うんだ、こいつ……）

　そんなことを思いつつも、彼女に言われた通り、スミオさんは母親のエミコさんに最近の状態を打ち明けてみました。

受験を控え、クラスの雰囲気が一変したことで

当時、私が勤務していたストレス外来を彼が受診してきたのは、翌週の土曜日のことでした。実は、母親のエミコさん自身も、過去に仕事のストレスによる不眠を経験し、私が治療していたことがあったのです。

さっそく、消化器内科に精密検査を依頼し、諸々の検査では異常がないことを確かめました。ご家族などが同伴受診した場合には、まず一緒に概要をうかがい、その後で本人とだけ個別に詳しく問診していきます。

スミオさんは、「今年の夏休みは受験に向けたセミナーに明け暮れた」「新学期に級友に会えるのが楽しみだったが、クラスは受験一色の雰囲気となっていて驚いてしまった」などと、ぼそぼそと話し始めました。

「自身の勉強の遅れに焦り始めて、何事にも自信がない。得意だった数学も、統計解析の分野でつまずいてしまっている。夏バテみたい？　だし、このままじゃいけない……」

受験生なら、誰もが感じるようなストレスですが、彼の場合は、かなり強く自分自身にダメ出しをして、自責的でした。毎日、勉強を終えてもなかなか寝つけず、睡眠不足も募っているようでした。これは、典型的な〝ココロブルー〟の状態ですが、腹痛と排便の様子

から、「過敏性腸症候群」と考えられます。心配事、焦り、そして些細な悩みなどは、誰にも言わずに自分で抱え込み、この時の診察室で初めて吐露できたようでした。

私は、「今はつらいだろうが、スミオさんは、自分自身の現状と立派に直面している。ガマンと努力は、きっと報われると思うよ」と伝えました。

彼女なら彼を支えてくれる

ブルーな気持ちに陥った時、誰かに、その思いを吐露することは、それだけで効果的です。

彼にしてみれば、母親のエミコさんは、ストレスによる不調の経験者だと知っていたので、余計に心配をかけたくなかったようです。

幼なじみのハルカさんについての話題も出ました。すでに、彼の「異変」についても、彼女は気が付いているみたいです。スミオさんは「ハルカにならら、打ち明けてもいいかなあ」とも言います。

10代らしく、ほのかにロマンティックな二人の関係がほほ笑ましいとともに、そのハルカさんなら、きっと彼を支えるキーパーソンになりうるだろうと、私は医師として少し安心しました。

診察室に、再びエミコさんをお呼びして、あまり不安にさせないように言葉を選びながら、「受験生としては当然の悩みを持っているみたいで、ストレスが原因の過敏性腸症候群ですね」と説明しました。胃や大腸などの消化器には、とくに問題が見当たらないのに、下痢や便秘を繰り返したり、急な腹痛を訴えたりする病態で、ストレス社会の現代では、とても多くの人が過敏性腸症候群を発症しています。

胃炎を改善するテプレノン、便通を整えるポリカルボフィルカルシウムを処方し、しばらく通院してもらって、話を聴くことを伝えました。

エミコさんからは、「何を食べさせればいいんでしょうか?」と尋ねられたので、野菜や果物で繊維質をたくさん取り、胃腸を刺激する香辛料は避け、消化にいいものが望ましいこと、そして、「キウイ(キウイフルーツ)もいいみたいですよ」と付け加えました。

母が作ってくれるお弁当には

週が明けて、月曜日の昼休み、スミオさんがお弁当を広げた時、ハルカさんがやってきました。前の週に、彼が病院に行くことを聞いていたからです。

「病院、どうだった？」

「また検査もあるけど、過敏性腸症候群だって」

「ふうん、あまり大きな病気じゃないのならよかったね。……てゆうか、今日のお弁当、とってもかわいいいね。それ、なあに？」

「……キウイだろ。腸にいいって先生が言ったから、母さんがさ」

あの土曜日の診察以来、エミコさんは、毎日のお弁当にキウイフルーツを添えてくれるようになったのでした。

数日後、消化器内科の精密検査があり、やはり胃腸の器質的な（形状などに表れる）異常はありませんでした。ストレス外来で、私が、勉強の進捗や日々の出来事や悩みに耳を傾けるようにし、薬の処方も続けました。

「センター試験」の重圧

初診から1カ月ほど経過し、スミオさんの腹痛はほぼなくなり、便通も安定しました。

一方で、受験生のスケジュールは、秋から冬へと、模試や出願など本番に向けて、心の負担に拍車がかかります。スミオさんにとっては、近づいてくるセンター試験（現在の大学入学共通テスト）が、だんだん重圧となってきました。

同じ受験生のハルカさんは、管理栄養士を目指して、ある女子大の推薦入試に挑み、冬休みに入る頃には、一足早く志望校の合格を決めていました。スミオさんは、一緒に喜びながら、なんとか自分自身の重圧とも闘っていました。

1月半ば、ついにセンター試験本番がやってきました。

受験会場は、自宅からは少し離れた街の大学です。スミオさんは、1泊2日で臨み、初日の英語や国語などはなんとか乗り切ることができました。2日目は、得意な理数系科目です。でも、ちょっとした懸念が、彼の脳裏をかすめました。

初日に母親が用意してくれたお弁当には、いつものようにキウイフルーツが添えられていたのです。

（でも明日は、キウイがないのか……）

スミオさんにとって、すでにお昼のキウイは、お守りのような存在になっていたのです。

彼女が応援に来た

翌朝、昨夜からの懸念を振り払うように、寒風の中、会場に向かいました。校門のあたりには、黒っぽいコートを着込んだ受験生たちの人だかりが見えてきます。

そんな中に、パステルピンクのマフラーをした一人の女子の姿が目を引きました。

「応援に来たよー！」

「おっ……ハルカ？」

ハルカさんは、スミオさんにとって絶好のタイミングで応援に来てくれたのです。

「はい！　差し入れだよ」

彼の心中を推し量っていたかのように、彼女から手渡された容器には、輪切りのキウイが、たっぷり詰め込まれていたのでした。

そして、二日間にわたる試験は終了。スミオさんは、志望校の二次試験に臨むには十分な総合点を得ることができました。

（ハルカ、ありがとう。これも、キウイのおかげかもしれないな）

その冬の間、彼は何度か、そうつぶやきながら、志望校合格を勝ち取ることができました。

彼の回復を助けたものは

キウイフルーツは、腸内のビフィズス菌などの善玉菌を増やし、腸内環境を良好に保つといわれています（ニュージーランド・オタゴ大学など多施設研究による）。それとともに、毎日のお弁当に込められた母親の愛情と工夫は、それまで彼が孤独に抱えていたストレスをやわらげる「バディ効果」をもたらしたのでしょう。さらに、日頃から気のおけないコミュニケーションでつながっていたハルカさんの存在も、とても大きかったはずです。主治医によるセラピーや処方薬などの医療だけでなく、取り巻きのバディたちの効力が、ストレス性疾患の回復には、とても重要なことがおわかりいただけるでしょう。

Story 9

剣道家、ソウヘイ先生の夏

コロナ禍のうつを抜けて

「エイー」「ヤー」「トー！」

夏休みの道場に、子どもたちの掛け声が響きます。その姿をほほ笑ましく見守るソウヘイさん（74）は、この町で30年以上にわたり青少年に剣道を指導しています。

多くの若き剣士から、「ソウヘイ先生」と慕われ、保護者や学校関係者からの人望も厚く、剣道は彼にとって生きがいでした。

入院した友人の見舞いに行くも

けれども、今年は例年と異なり、道場に集合しての練習はしばらく行われていませんでした。新型コロナウイルス感染症（以下、新型コロナ）が蔓延したことにより、2020年の春から、この道場もいったん閉鎖されていたのです。まだまだ感染の拡大が終息したわけではないものの、子どもたちの夏休みの後半には、万全の対策を講じた上で、徐々に稽古は再開されました。

ソウヘイさん自身も、半年ぶりに道場に立つことができました。

「ここに帰ってこられてよかった」

そうつぶやいたソウヘイさんでしたが、その理由は、稽古が中止されていたからだけではありませんでした。3月下旬から、不眠、食欲低下、気分の落ち込みが続き、うつ病を発症したのです。

そのきっかけは、2月下旬のことでした。ソウヘイさんの友人が交通事故に遭い、近くの病院に入院しました。その知らせを受け、早速お見舞いに病院を訪ねたところ、新型コロナ感染予防のためと、受付で面会を断られてしまいました。

ソウヘイさんは、「やむをえないな……」と理解はしたものの、「けがをした友達の顔も見られないとは……」と、ずいぶん寂しい思いをしたようです。

生きがいだった剣道もできない

その頃、テレビでは、高齢者が新型コロナに感染した場合は重症化しやすいとか、死亡することもあるなどの報道が頻繁に流れていました。テレビをつけても、番組の多くが新型コロナ関連ばかり。ソウヘイさんは、だんだんテレビを見るのも嫌になってきました。

そんな折、ソウヘイさんをさらに落胆させる知らせが、役所から送られてきました。3月中旬から、道場は一旦閉鎖、集団練習は中止するとのことでした。

「なにもかも、コロナ、コロナか……」

ソウヘイさんは、その晩から、よく眠れなくなりました。横になってもなかなか寝つけず、ようやく寝つけても夜中に何度も目が覚めてしまいます。そんな日々が続き、次第に気分がふさぎ、食欲まで落ちてきました。眠れない、食べられない、そのせいか体がだるく、頭も重い感じがします。それでも、「たるんではいけないんだ」と自分を戒めるように、庭に出ては、竹刀の素振りを続けていました。

電話で言葉が出てこない

3月下旬、入院していた友人から、ソウヘイさんに電話がかかってきました。あの日、かなわなかった面会への謝意と、無事退院できたことの知らせでした。しかし、ソウヘイさんは、自分でも不思議なくらい電話での受け答えがうまくできません。

友人に対して、ふさわしい言葉が浮かばないのです。そればかりか、話をしているのが正直なところ面倒に感じるほどでした。

数分間の短い通話が終わると、「せっかく電話をくれたのに……」「面会禁止なのに訪ねた自分が悪かった」と、ソウヘイさんは、わびるように独り言を繰り返していたそうです。

それを見て心配になった妻のヤスヨさんに連れられて、かかりつけの内科医A先生に相談に出向きました。睡眠障害に効果がある、抗不安薬エチゾラムの処方を受け、飲んでみた結果、ソウヘイさんの寝つきは少し改善し、数時間は眠れるようになりました。しかし、まだまだ熟睡にはほど遠く、食欲も戻りません。体のだるさも続いたため、庭での素振りもやめてしまっていました。再びA先生を訪れ、今度は頭部MRIなど、あらゆる検査を受けましたが、異常は見つかりません。

ソウヘイさんが、A先生からの紹介状を携えて、私のメンタルヘルス外来を訪れたのは

4月下旬のことでした。

診察室では、「なにもやる気になりません。頭の中に……重い石が入っているみたいです」と訴えます。じっくり話をお聞きしたところ、「コロナ禍」におけるさまざまな「喪失感」などがきっかけとなって、意欲の低下、悲観的な思考、興味・関心の低下、不眠の持続などがあったため、うつ病と考えられました。

そこで、うつ病の治療薬ミルタザピンと睡眠改善薬クアゼパムを少量から処方しました。

よく眠れる、おいしく食べられる

1週間後、再び外来に来たソウヘイさんには、笑顔が見えました。不眠症状はほぼ改善したようです。食欲も、だんだんと回復してきたらしく、「ご飯がおいしくなりました」とのことでした。同伴したヤスヨさんは、夫が久しぶりに笑うようになったことに、とても喜ばれていました。

以降は、診察室に来るたびに、剣道への思いや、コロナ騒動が早く明けてほしい気持ちなどをお話ししてくれました。徐々に改善していくソウヘイさんの表情や口調、話の内容などを見ながら、治療薬も少しずつ減らすことができました。

5月下旬には、再び庭での素振りを始め、集合練習の再開に備えているとのことでした。薬の効果もあり、なにより熟睡感を伴う睡眠の安定化が、ソウヘイさんのうつ病を比較的早く改善させたと考えられます。

その年は、長かった梅雨が明けても、社会全体にはまだまだコロナ禍からの出口が見えないままでした。しかし、そんな夏休みが終わるころ、久しぶりに外来にやってこられたソウヘイさんの表情は、春先とはまったく異なり、元気闊達な剣道家の凛々しさを見せました。体調をお尋ねしたところ、「今は腹の底から声が出せるんです」と、はつらつとお答えになりました。これなら、きっと気合のこもった稽古が可能だろうと、私は思いました。

「ソウヘイ先生、おかえりなさい！」

道場で、子どもたちから笑顔で迎えられる姿が想像されました。

コロナ禍とココロブルー

新型コロナと関連した心の不調は、「感染への不安によるもの」と「感染蔓延による社会・環境の変化によるもの」に大別されてきました。前者は、ウイルスに感染したかもしれないと感じることで、息苦しさや動悸などの不安からくる障害が見られていました。後者の場合は、日常の社会活動やイベントなどの予定がなくなったり、制限が加わったりすることで、将来への不安や気分の落ち込みが続くなど、感情面の障害が多かった印象があります。

そして、この両者には共通して、睡眠の乱れが発端となる例が多かったのです。今回のソウヘイさんも、不眠（睡眠不足）からさまざまな不調へと症状が広がりました。かつて私たちが行った研究においても、睡眠不足が長引く状態は、うつ病と同様に、前頭葉などの機能が低下する所見を示す例があることから、「うつ病予備軍」として警鐘が鳴らされています。

そうした、いわば生物学的な変調に加えて、コロナ禍では、知人や友人との対面や近い距離での会話、そして、生きがいや楽しみとなっていた場所に出向くことも制限されました。意思疎通すらままならない事態が、いかに重いストレスとなるのか、私たちは経験的に学びました。

Story 10

二重人格を呈した20歳女性

「もう一人の自分」が代理で受診した？

誰にでもあるのではないでしょうか。自分にはない魅力の持ち主にあこがれたことが。「あんな人になりたい」と、望み通りの姿や内面に変貌できるなら幸せかもしれませんが、なかなかそうはいきません。ところが、その願望がかなわず、でも諦めきれないその思いを抑え続けていると、時に「もう一人の自分」が代役となって現れてくるケースがあります。いわゆる「二重人格」と呼ばれる状態です。抑圧された自身の気持ちが、意図せず別人格の行動に現れる「解離性同一性障害」（以後、解離症状）を経験した女性のエピソードです。

不眠と倦怠感で受診してきた彼女

サキミさん（20）は、調理の専門学校で学んでいましたが、その年の6月頃から不眠が続き、倦怠感を覚えるようになっていました。思い当たるきっかけもなく、かかりつけの内科医でも特に異常なしと診断されたため、当時、私が勤めていた病院の精神科にやってきました。

若い女性にしては化粧っ気がなく、でも少しビビッドなジーンズとTシャツ姿で診察室に入ってきた彼女ですが、その表情や言葉からは活気が感じられません。「この1カ月、不眠と倦怠感が続いている」と訴えるだけなので、まずは、うつ状態が考えられました。

精神科にやってくる初診の患者さんにしては珍しく、自身の悩みについてはほとんど語りませんでした。「眠れなくて、だるい」と言う以外に、彼女が話す内容は、自分のことではなく、もっぱら両親についてでした。

以前、地元の役所に勤めていた父親（52）は、アルコール依存症で入退院を繰り返して、2年前に退職したそうです。酒癖が悪く、酔っ払ってサキミさんに手を上げることも何度かありました。ただ、過度な飲酒が原因でアルコール性肝硬変となり、その治療に専念している1年ほど前からは、人が変わったように無口でおとなしくなったと言います。そんな父親に対して、サキミさんは、幼少時から募った相当の恐怖と嫌悪感を抱いており、それが彼女を抑圧していることがうかがえました。

母親（46）は、福祉施設の栄養士として働いていますが、半年前からうつ病にかかり、精神科病院で治療を受けているとのことでした。もともと仕事ぶりは真面目で、職場からの信頼も厚い人でしたが、健康を損ねてからは近所付き合いや、知人・友人との交流もほぼなくなってしまったそうです。家族の酒害（アルコール問題）に一緒に悩んできたことで、母娘の結びつきは強そうですが、最近は二人の会話も減っている様子でした。

性格がおとなしく、引っ込み思案なサキミさんは、暴力的な父親から自身を解放したいと思っていても、そんな思いを母親に対してさえ吐露できていないようでした。このままでは、サキミさんは孤独なストレスを抱え続け、心が破綻しかねません。彼女の不眠や倦怠感も、きっとそこから来ているだろう――。50分程度の問診で、私はそう推察しました。

まずは、サキミさんが自ら精神科に来て、今まで誰にも話してこなかったことを明かしてくれたことをねぎらいました。その上で、不眠と緊張の緩和のため、抗不安薬クロチアゼパムを処方し、1週間後に再度、来てもらうことにしました。

わがままを言わない「いい子」だった

1週間後、サキミさんは、今度は母親と一緒に外来にやってきました。薬が効いたのか、夜は眠れるようになったそうですが、まだ活気は感じられませんでした。私は、普段の娘さんの様子を母親に尋ねてみました。

サキミさんは、幼少時から今と同様おとなしいタイプで、わがままを言うことはほとんどなかったそうです。「ものをねだることもなく、小学生の頃に買ってもらったスヌーピーのぬいぐるみを今も離さず大事にしている」「小さかったころ、酔っぱらった父親が食べかけていたクッキーに手を出して、ぶたれたことがあり、その翌日からしばらく声が出なくなり、さらに無口になった」「高校を卒業しても進路を決めかねていたので、自分（母）が勧めた調理の学校に進んだが、何が本当の彼女の望みなのかわからない」……。

自身の体調も悪いのにもかかわらず、母親として、娘が本心を打ち明けず、わがままも言わない「いい子すぎること」を心配しているようでした。サキミさん本人からは、なかなか聞くことができない情報ばかりでした。きっと彼女は、母親にいろいろと代弁してほしくて、この日、一緒に受診したのかもしれない、と私は思いました。

別人のような「彼女」が診察室に現れた

ところが、私を驚かせたのは、その翌週の診察日でした。

サキミさんは、予約の時刻を過ぎても、なかなか外来に現れません。そして、予定の時刻から20分ほど経過した頃、受付の辺りから、ハイヒールの靴音が響いてきたかと思うと、「ごめんなさいねー!」という甲高い声が、私のいる診察室にまで響いてきました。その声は、どうやらサキミさんのもののようでしたが、とても本人から発せられたとは思えない「イケイケ」な感じのする口調でした。

間もなく、受付の看護師が驚いた様子で診察室に入ってきました。

「先生、あのサキミさん、なんだか、別人です……お呼びしていいですか!?」

状況が十分には飲み込めないままでしたが、私は「??……はい、どうぞ」と返しました。

すると間もなく、派手な化粧にポニーテール、白いワンピースに赤いハイヒール姿の女性が診察室に入ってきました。看護師が言ったように、見た目はまったく別人のようですが、背格好と顔つきは、間違いなくサキミさんでした。

私も驚きを隠せないまま、「ええっと?」と戸惑っていると、彼女は吹き出すように、「先生、スミマセン。今日はサキミの都合が悪くなったので、代理で来ました、マキです!」と言うのです。先週、会ったばかりの、地味でおとなしいサキミさんとは、明らかに違う人のようです。話し方も表情もまったく変わっていて、エキセントリックですらありました。

「今日はサキミから、先生に事情を伝えて、お薬もお願いしたい、って頼まれたのよ」

私は、混乱しそうでしたが、その存在をそのままに受け止めて、平静に対話しようと努め、「そうなんだね。今日は代理で来てくれてありがとう」と伝えると、「マキ」さんは、自分のペースで饒舌に話を続けます。

「サキミは、よく話を聞いてくれるセンセだって、感謝してますよー。でもさあ、あのコ、もう少しハキハキいろいろおしゃべりできないのかなぁ、ねえ、センセ!」

私が「そうかな? でも、サキミさんは、頑張り屋さんじゃない?」と返すと、

「アハハ、ウケるー(笑)! あのコ、地味でダサいだけだよ」……。

ここまでの会話で、私はある確信に至っていました。

「マキ」さんは、サキミさんの解離した別人格の姿(解離症状)なのだ、と。

つまり、一人の女性の中に、二つの人格が同居しているわけです。多重人格は、古くは19

世紀の英国作家ロバート・ルイス・スティーヴンソン作『ジキル博士とハイド氏』や、20世紀の米国作家ダニエル・キイス作『24人のビリー・ミリガン』などに登場するキャラクターで知られていますが、目の前にいるサキミさんの内面からは、「マキ」という、もう一つの人格が現れてきていると考えたのです。

もう一人の自分と相互補完できたなら？

そして、サキミさんと「マキ」の背反するようなキャラクターは、表裏一体のものであることを推察しました。おそらく、サキミさんの内面には、ずっと表層に表れていた自分のキャラクターとは異なった人格が眠っていたのです。もちろん、それもサキミさん自身であることには違いありませんが、この日の診察時には、それが「マキ」として現れたのでしょう。

サキミさんにしてみれば、どちらの人格も完全に熟しきったものではないのかもしれません。両者をつなぎ合わせ、それぞれが「持ち合わせていないもの」を相互補完することで、自身が「なりたいような自分になれる」と、深層心理の中で、サキミさんが望んでいるのではないか、と。

そこで、私は、次のように伝えてみました。

「マキさん、あなたはサキミさんのことをダサいって笑いながらも、彼女のことを大切に守っているように感じるんだけどな」

すると、「マキ」さんは、首をかしげつつ、少し間を置いてこう言いました。

「なるほど。うーん、そうなのかな……。でも、サキミは女子として、あのままじゃねぇー」

なんとなくでしたが、状況が一歩進んだように感じたので、今度は
「それだったら、マキさんのおしゃれな部分を、少し分けてあげることはできないの？」

と言ってみました。

「アハハ、やさしいね、センセ。うん。まあ、今日は来てよかったわ。じゃあ、サキミのお薬、お願いしますね」

一気に会話の展開が早まりました。それまでは、水面下の深層から語られていたようなことが、表層まで浮き上がるように現実の話へとつながっていったのです。

「了解。来週はサキミさん、来られるのかな？」

「伝えておきます。たぶん大丈夫」

抑圧してきた古い殻を破って

この日、「マキ」さんとの面接は30分ほどだったと思います。最初は驚いた私も、サキミさんの治療に大きな意味のある時間だったと感じました。その30分間には、今まで他の場面では見せたことのない、彼女の姿がありありと現れ出ていたからです。幼少時から、素直さ、従順さばかりが表面に出て、子どもらしいわがままや奔放さが許されなかった彼女です。年齢とともに芽生えてくるはずの若い女性らしさや奔放さも、父親の暴力に端を発した自己抑制によって、無理やり内面に閉じ込めてきたのでしょう。それがいきなり表面化したのが、この診察日だったのは幸いなことでした。抑圧されてきたサキミさんの内面が、私の目前で描出されたことで、その後、彼女が抑圧の古い殻を破り、新しくあるべき姿を目指していくための指針を与えてくれたからです。

翌週の外来では、予約の時刻通りに、今度は「サキミ」さんがやってきました。前回の「マキ」さんから、ちゃんと薬や予約の伝達が届いていたのです。私は、この日のサキミさんに、「マキ」との関係性などを持ち出すことをあえて避けました。解離した別々の人格でいながらも、二人を合わせれば一人(同一)の存在だからです。サキミさんからも、「マキ」についての話題は出ませんでした。睡眠や気分のこと、母親の様子など、通常通りの診察を行いました。相変わらず、サキミさんから返ってくる言葉は少なかったものの、前回に比べれば、やや活気が戻り、おおむね好転していることが伝わってきました。

「マキ」は、もう現れないだろう

次第に、サキミさんの不眠や倦怠感は、問題ないレベルまで改善してきました。

となると、次のステップです。今後、サキミさんが社会人として生活していく上で、何かの拍子に「マキ」が出てくるのは、都合のいいことではありません。代理ではなく、別々の人格ではなく、サキミさんが一人の女性として、ありのままに振る舞っていけること。そのための外来治療は2年ほど続きました。診察室に来るたびに、サキミさんが、本当はどんなことが好きで、何をしたいかなどが話題の中心となりました。彼女が本来の「あるべき姿」、つまり「サキミ」と「マキ」を相互補完した形を取り戻せるように、時間をかけながら、じっくり治療を進める必要がありました。徐々にではありましたが、そのプロセスの中で、彼女を長く抑圧し続けてきた殻に、一つひとつ風穴を開けていくのを見守りました。

その後、「マキ」が私の前に現れることはありませんでした。サキミさんにとって、抑圧からの解放が進み、ありのままの自分を実現していく道筋には、解離した代役は必要なくなったのでしょう。とは言え、あれほど強く長かった抑圧からの解放です。診察室の外では、すべてが順調だったわけではなかったはずです。けれども、なんとかそれを乗り越えたサキミさんは、やがて専門学校を卒業し、今は調理師として元気に働いているそうです。

しばらくして、サキミさんから一枚の写真が添付されたメールが届きました。そこには、彼女が京都の旅行中、舞妓さん体験を楽しんでいる写真が添付されていました。その華やかなサキミさんの姿は、あの日、一度だけ姿を現せた「マキ」を彷彿とさせ、私にはとても微笑ましいものでした。

Story 11

その時、妻の声が聞こえた

間一髪、夫の危機を救った妻の口癖

ある日の夕刻、私が妻と近所の横断歩道を渡ろうとした時のことです。突然、左折の車が、猛スピードで交差点に走り込んできて、妻の数歩先にいた私に危うく接触しそうになったのです。その瞬間の妻の驚きと怒りを込めたような「うわああ！」という叫び声は、周辺に響き渡るほどのものでした。今の私たち夫婦は、若い頃のようなときめきよりも、何げない会話で過ぎてゆく毎日です。それでも、自分の伴侶に危機が迫った時の言葉や反応からは、守りや救いのような強い気持ちがうかがわれました。長年連れ添ってきた間柄ゆえ、なのかもしれません。そんな夫婦間で交わされる、毎日の何気ないやり取りや口癖が、思いもよらない事態で、類なき救いになることもあるのです。

熱帯夜による睡眠不足が

タカシさん（58）は、食品製造業の管理職です。妻のアカリさん（50）との2人暮らしで、これまで大病を患うこともなく、夫婦間の大きな不和もありませんでした。ただ、この数年、会社の営業成績が振るわず、社内の人間関係がギスギスとした雰囲気になってきたこともあり、働く喜びや仕事への意欲が乏しくなってきたのが、タカシさんにとって一番の悩みでした。

その年の夏は記録的な猛暑で、9月に入っても熱帯夜が続いていました。暑がりのタカシさんは、毎日のように夜中に目が覚めてしまいます。隣の妻は、それに気づく素振りもなく、すやすやと眠っています。タカシさんは、その姿をうらやましく思いながら、連夜、睡眠不足を募らせていきました。

次第に、タカシさんの元気のなさは、会社でも目立つようになりました。ある日の夕刻、エレベーターで乗り合わせた、会社のノダ保健師から、「部長、どこかお悪いのですか？」と声をかけられました。タカシさんは、自身の不調が、すでに周囲の目に悟られていることを感じながら、「さすが、ノダさん、わかりますか。最近、よく眠れなくてね」と返しました。

もう着地したい……

翌日、ノダ保健師のセッティングで、当時、会社の産業医を務めていた私は、タカシさんと面接しました。会社のストレスチェックでも目立った所見はなく、健診でも特に異常は指摘されてきませんでした。温和な性格で、同僚や部外からの人望もあります。仕事のストレスはあるにしても、タカシさんだけが強く感じているものではなさそうでした。

最近の彼の不調につながる可能性の高いものは、やはり夏からの不眠です。それに続いて、何事をするのも億劫で疲れやすい、というタカシさんの状態は、身体面の精査は必要なものの、うつ病の初期を疑わせるものでした。私は、その旨をタカシさんに説明し、総合病院のストレス科（精神科）へ紹介しました。

面接を終え、いつもより早い時間に退社したタカシさんは、駅の階段の上り下りが、いつになくしんどく感じられました。重く鈍い足どりの割に、不思議なほど大量の汗をかいていました。産業医は「健康を大事にしていただくことが、今の部長の大仕事だと思いますよ」と言います。それは頭では理解でき、気遣いに感謝はするものの、一方で「もう若くないから、そろそろ（今のような重責は）勘弁してほしい」「もう、着地したい……」という悲観的な本音に、自分自身が埋めつくされていくようでした。

ホームに電車が入ってきた瞬間……

駅のホームに着いても、自分に対する不甲斐なさで途方に暮れるタカシさんの視線の先には、錆《さ》びた線路と茶色い石ころしかありませんでした。しばらく、うつむいたまま、そこに立ち尽くしているうちに、だんだん意識が朦朧としてきたタカシさんは、心の中で繰り返しつぶやいていました。

「もう、着地したい……着地したい……」

次の電車がホームに走りこんで来た時、タカシさんは、思わず手足の力が抜けるような感覚を覚え、あやうく膝から崩れ落ちそうになりました。

その瞬間でした。

「遅かったわねぇ」……「遅かったわねぇ」……

妻のアカリさんの声が、何度も何度もはっきりと聞こえたのだそうです。

「遅かったわねぇ」は、毎日、帰宅したタカシさんを迎える時の妻の口癖でした。

その声に、とっさに我に返ったタカシさんは、なんとか両足を踏ん張り、立ち位置の後方に尻餅をつきました。線路内への転落という最悪の事態は免れることができました。急いで駆けつけた駅員に抱えられて、プラットホームの内側に運ばれました。近くに居合わせた数人の乗客も手伝い、タカシさんはベンチに座らされる格好で、たくさんの「大丈夫ですか！」という声にうなずきながら、少しずつ冷静さを取り戻していきました。

「すみません。大丈夫です」

そう答えながら、乗客の誰かが差し出してくれたスポーツドリンクを一口飲むと、手足の力もよみがえってきました。その様子に駅員も乗客たちも安堵しましたが、その後は、電鉄会社の自動車で自宅まで送り届けてもらったそうです。

その車中で、タカシさんは、「もしもあの時、アカリの声が聞こえなかったら、線路に落ちていた……」と、事態の一部始終をゾッとしながら振り返っていました。

妻に、すべてを伝えなきゃ

やっとたどり着いた自宅のドアを開けると、玄関にアカリさんが駆け寄ってきました。普段より早い帰宅に驚いた顔で、タカシさんを迎え入れ、声をかけました。

「早かったのねぇ、今日は」

タカシさんは、ついさっき起きた駅での出来事も、自分の会社での様子も、何も知らない妻の顔を見るうちに、「もう、すべてを伝えなきゃ」と思ったそうです。そこで、ソファに向かい合わせて座り、アカリさんにすべてを話しました。

・最近の不調は、産業医の診立てでは「うつ」の初期だということ
・ついさっき、駅で倒れそうになり、線路内に転落しそうになったこと
・産業医から病院の精神科を紹介されたこと

思えば、夫婦二人で、ゆっくり話すのは久しぶりのことでした。
アカリさんは、夫の言葉を、口を挟まずに最後まで聴いたあと、
「わかったよ。うん。明日にでもいっしょに病院に行くよ」と答えてくれました。

まもなくタカシさんはアカリさんと、私の紹介した病院を受診しました。それからしばらくして、精神科の担当医から丁寧な返書が私宛に届きました。その内容、そして後日、タカシさんからお聞きした話を私なりに診断すると、駅のホームでの彼の状況は、確信を持った自殺願望とは異なり、「もう、着地したい」という逃避願望が膨らみ続けた結果、心理的な視野狭窄に陥っていたものだろうと考えられました。また、歩行中に、大量の汗をかいたことで、熱中症の症状で手足の痙攣と脱力が起こり、さらに極度の睡眠不足による

秒単位の意識脱落（「マイクロスリープ」という現象）が合併した結果と解釈されました。そして、これら複数の要因が重なり、混濁した意識のなか、彼には（錯覚ながら）「妻の声が聞こえた」のでしょう。

精神科への受診後、不眠とうつ症状には、処方薬（抗うつ薬＝ミルタザピンなど）が奏功し、最初の産業医面接から数カ月後に、タカシさんは職場復帰することができました。それから、アカリさんと相談しながら、「着地」後のこと、つまり定年後のセカンドキャリアを模索することで、元気を取り戻していったそうです。

「幸せの三原則」では

長年連れ添える夫婦の間には、若い頃の「ときめき」は薄れていても、どこかで互いを信じ、支え合う心が存在しているものだろうと思います。19世紀の終わりから20世紀にかけて「アドラー心理学」を提唱したオーストリア人の心理学者アルフレッド・アドラーは、「幸せの三原則」として、「自己受容」「他者信頼」「他者貢献」を挙げています。この三つを合わせると、自分にも相手にもＯＫを出せる「相互理解」につながっていきます。これは夫婦に限ったことではありませんが、身近にいる「理屈のない味方＝バディ」の存在は、その声や言葉で相手を支え、時に窮地から救ってくれるほどの効力を持っているのでしょう。このタカシさんのエピソードが、いつも空気のようにそばにいてくれる大切な存在との関係を、あらためて見つめ直すきっかけになれば、幸いです。

Story 12

うつ病で休職した外国人デザイナー

母の来日が回復への契機に

新型コロナウイルス感染症が世界的に流行したことで、海外との往来が制限され、日本で働く外国人にとっても、なかなか帰省できず、ご家族の来日も難しい時期が続いていました。コミュニケーション・ツールで連絡はできても、母国で暮らす両親や兄弟と会えず、触れ合えなければ、家族のぬくもりを実感できません。外国人労働者は、異文化に囲まれ、コミュニケーションの問題や仕事のストレスなどを克服しながら暮らしています。そうした多様なストレスを緩和するには、セルフケアだけではなく、自身を支えてくれる存在の力が、とても大きいのです。

製品デザインから管理業務へ

カナダ出身のレオさん（36）は、20代後半から関西の大学でデザイン工学を学び、卒業後、電気機器製造会社に入社しました。10代の頃から、日本のアニメーションや映画を通じて、日本文化に傾倒してきたレオさんは、あこがれていた日本企業で自身の腕を振るう夢が叶い、意気揚々と働き始めました。日本での生活は入社当時で5年目になっていて、社内のコミュニケーションにもほぼ問題はありませんでした。

しかし、入社から間もなく、世界的な半導体不足が起こり、さらに製品の販売業績が厳しい状況へ陥ったことも重なり、全社的に製造コストを下げる方針が急がれました。製品デザインに携わるレオさんたちの部署でも人員と資金が削減され、デザインよりも製造過程でのコストダウンが優先される毎日には、働きがいを失う者が続出しました。そして、レオさんが入社して2年目の春、社内の組織が改編されました。レオさんは、引き続き、製品デザイン部門に残留したものの、何か新しい構想を具現化するような仕事はなくなり、彼が得意ではない製品の材質管理に携わることになりました。大学では物理化学も学びましたが、材質の物理的な性質（物性）は専門ではありません。学生の頃から、何かデザインがひらめくたびに描いてきたスケッチブックを眺めながら、「こんなはずじゃなかった」と意気消沈してきたそうです。

在宅勤務が引き金となって

そこに、新型コロナウイルス感染症が世界中で蔓延し始めました。わが国初の緊急事態宣言が発令され、レオさんの勤める会社でも全社的に在宅勤務となりました。慣れない仕事と、外出も不自由な毎日。一人暮らしのレオさんは、これまで外食することが多かったため、食事は宅配ピザやテイクアウトに頼るようになりました。運動不足と在宅勤務の「ながら食べ」から体重も増え、仕事の悩みから不眠がちとなりました。次第に、朝は「頭が働かない感じ」が続き、体のだるさが一日中続くようになりました。

こうした不調が数カ月続き、夏頃から欠勤が目立ち始めたレオさんは、会社の保健師とオンラインで面接しました。仕事の変化と生活リズムの乱れから「適応障害」が疑われ、メンタルクリニックへの受診を勧められました。

数日後、レオさんはメンタルクリニックを受診したところ、「うつ病」と診断されました。通院と服薬を主体に治療が始まりましたが、病状は一進一退でした。服薬により睡眠は改善されましたが、仕事への集中力が続かず、勤怠も不安定なままでした。通院開始から半年が経過し、医師から休務加療を勧める診断書が出され、レオさんは休職に入りました。その後、2カ月に1度は、会社で保健師と面接しましたが、復職できるまでの回復がないまま休職開始から1年余りが経過し、レオさんは入社4年目の春を迎えました。

母国カナダのこと

レオさんの勤務する会社の産業医に、私が着任したのはその頃で、レオさんと初めて面接しました。上背も大きく、肥満で赤ら顔のレオさんは、とても礼儀正しいものの、活気に乏しい容貌でした。日本文化を愛好し、「日本のモノづくりに携われたのはうれしかったが、その喜びと現実とのギャップに悩んでいる」と、彼が話してくれる近況に私は耳を傾けました。

母国カナダに住む母親のエマさん(62)とは、SNSなどで連絡を取り合うことはあるものの、心配をかけないようにと、彼自身の休職について告げていないようでした。

抗うつ薬ベンラファキシンと睡眠導入剤スボレキサントの服用で、いくらか気分は楽になりつつも、まだ復職するだけの活気にはほど遠い様子でした。その時のレオさんは、うつ病の急性期は脱したものの、より活動的な生活を試みるほうが良いと考え、私は復職のためのリワーク・デイケアを勧めてみました。レオさんは、リワークについては初めて知ったようで、利用を考えてみたいと興味を示したので、私は通院先の主治医に情報を提供しました。

この日の面談では、彼の母国カナダの文化やスポーツ、母親など家族の状況など、私はいろいろ尋ねてみました。レオさんは、私の質問に丁寧に答える中で、もうしばらく食べていない母親の手料理「グレイビーソースのプーティン」なる物を紹介してくれた時、少し寂しそうに微笑んだのが印象的でした。

それから2週間後、レオさんとメール交信をしていた保健師が、私に以下のことを知らせてくれました。

- 先日の面接で、ドクター（私のこと）と母国の話ができて、うれしかった
- しかし同時に、ノスタルジア（郷愁）がこみあげて、寂しい気持ちになった
- 母エマに、うつ病で休職している自分のことを伝えたら、母の来日が決まった

来日した母と過ごした一週間

その年の9月、エマさんが来日し、レオさんは、4年ぶりに母親と再会しました。エマさんは、一人暮らしで散らかったレオさんの部屋を見るなり、さっそく掃除を始めたそうです。初老の母親が、長旅の疲れも見せず、レオさんの布団を干そうとしたり、掃除機をかけたりする姿に、レオさんは、「自分がしっかり動かなければ」という思いに強く駆られました。重いものは母に持たせないようにして、数日かけて、溜まっていた空きビンや不要になった雑誌などを処分しました。まだ残暑の季節、レオさんは、部屋の片づけで重い体を動かし、だらだらと汗をかいた時、エマさんと顔を見合わせながら、久しぶりに声をあげて笑えたそうです。そして、毎日の食習慣についても、エマさんに諭され、近くのスーパーで野菜や肉などの食材を買い、栄養バランスを考えて自炊すれば経済的にも助かることを実感しました。実は、「うつ病」で受給していた傷病手当金も期間満了となり、前月で打ち切られていたのです。

エマさんと過ごした1週間、レオさんは、生活のリズムを立て直し、うれしさや懐かしさといった持ち前の自然な感情が、沸々と湧き上がり、本来の自分を取り戻せたように感じられました。エマさんが日本の食材や調味料で作ってくれた「グレイビーソースのプーティン」は格別においしくて、レオさんも、そのレシピをしっかり覚えたようです。

眠っていたスピリットを呼び起こしたものは

エマさんの帰国後、彼自身がリワークを始めて数カ月が経過して、いよいよ復職に向けた具体的なプログラムを実践する段階となりました。この間、世界情勢も変化し、半導体・パーツの供給や製品販売に打開策が展開され、レオさんの担う仕事内容にも新たな展望が見えつつあります。

うつ病の治療では、脳内の神経伝達に関する生物学的な回復だけではなく、例えば家族との触れ合いがもたらす生来の心情の回復、仕事に関わる社会状況の好転など、生物的、心理的、そして社会的な三位一体の回復が目標となります。遠い母国からやってきてくれた母親が見せた愛情と、日々の暮らしへの教え、そして手料理の味は、レオさんの心に眠っていたスピリットを呼び起こしてくれたように、私には思えてなりません。

夜間救急医を見舞ったストレス反応

Story 13

クレイマー対応後の不眠と動悸

私は総合病院勤務が長かったため、夜間救急の当直医を務めた経験も少なくありません。特に地方の総合病院では、医師の数が十分でないところが多く、専門の科を問わず、全科の医師が輪番で夜間救急対応を担います。日中は自身の専門領域、そして夜間に救急業務にあたることには重い責任を感じますが、ろくに眠れないまま翌日の診療に向かうのは、医療安全上も、医師の健康管理上も好ましくありません。特に夜間救急では、多様な疾患を診るだけではなく、時には受診者からのクレームなどへの対応に苦慮することもあり、それは診療行為を妨げるため、医療従事者のストレス対策上の一課題ともなっています。

深夜の救急現場に運ばれてきた患者

当時、私が勤めていた総合病院は、地域の基幹病院だったため、外来、入院、救急のすべてが忙しい病院でした。外科系と内科系の診療科は、すべて揃っていましたが、どの科も医師の数にゆとりがなく、50歳代以下のほとんどの医師は毎月数回の夜間救急当直を担っていました。出身大学も同じ医師が多く、その仲間意識もあり、不平不満を（あまり）言わず「全員で頑張ろう」といった士気の高い職場でした。どの科の医師が当直でも、応援が必要な時は、各科の待機医が駆けつける態勢が整っていました。忙しいながらも他科の医師らと協力し合える環境だったからこそ、私も厳しい業務にあたることができたと思います。

ある夏の夜のことでした。その日の当直医は、救急業務の研修を終えたばかりの内科の若手A医師でした。研究が中心だった大学とは異なり、臨床の戦場のような現場では、夜間救急に来院した方の内科系の疾患はすべて、まず彼一人で診療にあたらなければなりませんでした。

「〇〇消防から、意識不明の20代男性、入ります」

とコールがあり、A医師と看護師2人が救急室で待ち受けます。救急隊員がストレッチャーで搬送し、患者さんが救急室に入ってきました。隊員の説明と経過からは、多量飲酒後の意識低下で、急性アルコール中毒の様相でした。A医師は、てきぱきと全身状態を見極め、必要な血液検査などをオーダーし、大量のアルコール摂取によって起こっている低血糖を改善するための点滴を看護師とともに始めました。嘔吐物で誤嚥させないための体位保持、万一の急変時への備えも整え、経過観察に入ったところで、再び彼の院内PHSが鳴りました。

「△△消防です。■■ホテルで宴会中、頭痛を訴えた後に嘔吐し、意識低下した50代男性。受け入れ可能ですか?」

「わかりました。すぐに来てください」

A医師は通話を終え、「脳出血、くも膜下出血か」と鑑別すべき疾患をいくつか推察しつつ、脳外科の待機医と放射線科技師に連絡し、準備を整えていきました。

患者の友人からの暴言を受けて

そして、先ほどの急性アルコール中毒の患者さんのベッドに戻ったところ、その場の雰囲気が一変していました。患者さんの友人と思われる若い男性が数人、看護師の制止を振り切って、ベッドを囲み、大声で笑いながら、意識のない患者をたたいてからかったり、ゆり起こそうとしたりしています。どうやら、その皆が酒気帯びのようでした。

A医師は、患者さんの状況を彼らに説明し、「意識が戻れば知らせるので、待合室で待っていてほしい」旨を伝えました。しかし、酒に酔っている彼らは、A医師の言うことをきかないばかりか、「お前みたいな若造で大丈夫かぁ？」「心配でそばにいて何が悪い！」「さっさと治せよ！」などと、不合理な暴言を浴びせ続けたのだそうです。

まもなく次の患者が救急車で搬送されてきました。A医師は、即座に動かなければなりません。それでも、患者の友人たちに付きまとわれ、白衣をつかまれたりもしたことで、たまりかねた看護師が、病棟にいた男性看護師の応援を数人呼び、ようやく彼らを救急室の外に連れ出しました。その後、速やかに次の患者対応に移ったA医師でしたが、それまでに心ない暴言や暴力すれすれの態度を浴びせ続けられたことで、思いのほかエネルギーを奪われていたようでした。

あの夜の心労が尾を引く結果に

最初に運ばれた急性アルコール中毒の患者さんは、意識も回復し、自力で帰宅しました。救急室内でふざけていた彼らも酔いが醒めたのか、いつのまにか病院から去っていったようでした。その後も夜を通して、A医師が対応した内科系の救急患者対応は、救急車搬送も含め10件以上を数えました。

私自身もそうでしたが、重症の患者対応や専門外の対応が続いたとしても、看護師や待機医らとともに医療行為に励むことは、プロとして相応の疲労だけですみます。一方で、診療の妨げとなるような来院者からの言動やクレームへの苦慮は、医療者の心身に大きなダメージを残すと感じています。

その夜から1週間ほどたったある日、A医師から私に相談がありました。真面目な彼は、日常診療も順調に行い、夜は研究論文にも取り組むなど、仕事ぶりに目立った変化はありませんでしたが、自身に対して、ある異変を感じていたようでした。ほぼ毎日のように、あの夜の当直で不合理なクレームを浴びせられた場面に似たような夢を見て、深夜に目が覚めてしまう、とのことでした。睡眠が浅く、午後から頻繁に動悸を覚えると訴えました。

ここで私は、その夜の当直で何があったのかを詳しく知ることができたわけですが、まずはA医師の心理的なダメージを緩和したいと思い、救急当直の現状や人員配置などについて彼の要望をゆっくり聞きました。その上で、勤務に支障ない夜に不調を感じたら、抗不安薬「クロチアゼパム」を服用するよう勧めました。さらに、日をあらためて、複数の科の部長たちともA医師を交えて彼の心労を聞く機会を作りました。結果的に、夜間救急に立ち会う守衛さんの増員や、いわゆる「威力業務妨害」などに遭遇した場合の病院と警察との連携体制などを固めるきっかけになりました。当時（20年ほど前）は、そのような体制が確立されている病院は、まだ多くありませんでした。

疲労やストレスを緩和してくれるものは

その後、A医師とは、彼の体調面以外にも話をする機会が多くありました。例えば、入院中の患者さんの不眠やうつ症状への精神科薬剤の使い方、それに体の痛みや生活習慣病とストレスの関係などをめぐり、私が答えたり、彼に教えてもらったりするような関係になりました。

そのうちに、A医師は不眠や動悸に悩むことはなくなっていったように覚えています。

当時、厳しい経験を重ねる若い医師たちの間では、医学・診療に関すること以外にも、スポーツや音楽、映画などの話題に興じられる休憩時間がとても楽しいものでした。合間には互いの専門領域での患者さんの診察依頼やその後の報告もあり、お互いに礼やねぎらいを交わし合う場になっていました。そんな時間が、疲労やストレスを緩和してくれていたことは間違いないと思われます。

このエピソードは、人の命がかかっている医療現場での出来事でした。ただ、どんな職場でも、本来の自分の役割とは異なる、理不尽な出来事に遭遇する可能性があります。顧客からの不合理なクレームだったり、外部の人から心ない言葉を受けたり……。現代のように、仕事でも生活でもネットやSNSが隣り合わせになっている社会になると、それまで予想もしなかったようなストレスに見舞われることもありえます。そんな時、まず大切なのは、同じ場所で同じ思いを共有している仲間であり、同僚だと思います。そして、周囲とできるだけコミュニケーションを取りながら、働く環境の改善を進められる組織であることが求められます。

Story 14

「発達障害」を疑われてきた22歳女性の困惑、その真相は？

仕事がはかどらない、人間関係がうまく結べない、何事にも意欲がわかない……。ある人の「いつもと違うこと」が目立つ場合、うつ病などが疑われます。2000年代初頭には、「うつ病は心の風邪」という言葉が広く知られたことで、さまざまな元気のなさ（ココロブルー）を「うつ病では？」と疑うようになり、いわば「うつ病メガネ」で心の問題を見ようとする傾向が強まりました。これにより、うつ病の予防活動が促進された反面、多様な個人の性格までも、一律に「うつ？」と括《くく》られやすくなるというデメリットも生じたように感じます。そして、最近は、職場の誰かにみられる「まわりと違うこと」の原因として疑われやすくなってきたのが「発達障害」です。自閉スペクトラム症、注意欠如・多動症（ADHD）、学習障害などを一括りにした呼称です。こちらも同様に、個人の置かれた状況や困りごとの実態を知らないまま、つい「発達障害メガネ」で見てしまうと、その人の内面に隠れている不調や困惑の真相を見落としてしまうことがあります。

緊張のあまり、あいさつもできない

22歳のエリカさんは、短大卒業後、地元のデパートに勤務しています。しかし、入社後のオリエンテーションでは、なかなか業務を覚えられず、顧客相手を想定したロールプレイもうまくできません。お客さんとの応対時にガチガチに緊張して、きちんと相手の目を見てあいさつすることすらできませんでした。このままでは、なかなか店舗での仕事は務まらないだろうという職場の判断で、エリカさんは、夏季商品の売り場に配属されず、バックヤードやサポートを務めるようになりました。

しかし、そちらの仕事も順調には進みませんでした。一人で伝票入力をしたり、書類データの整理等はできるのですが、そうした処理中に突発的に先輩からのオーダーが加わったり、電話対応に直面したりすると、わたわたと慌ててしまうのでした。エリカさんのこうした姿は、「なかなか仕事が覚えられない」「一人での仕事はできてもチームワークができない」「同時に多くの処理ができない」などと、先輩や上司から評価されてしまうのも無理ありませんでした。

突然の腹痛と吐き気、そして悩みごと

入社して3カ月経ったある夏の朝、エリカさんは、胃の辺りの痛みと吐き気に見舞われました。一人暮らしで買い置きの薬もなく、だんだん不安が高じてきました。職場には電話で連絡し、その日は仕事を休みましたが、安静にしていても症状はおさまりません。隣県の両親には、「心配かけたくない」との思いから、職場での様子もほとんど伝えていません。エリカさんにとって、唯一、助けを求められる存在が、高校時代の同級生で看護師をしているナツコさんでした。スマホでメッセージを送って状況を説明すると、ナツコさんは、夜勤明けにエリカさんのもとへ駆けつけてくれました。

その頃には、次第に腹痛と吐き気もおさまってきていましたが、エリカさんは、今後の仕事のことが心配で、自分には勤まりそうもないことをナツコさんに打ち明けました。そればかりか、ある先輩が、自分のことを「発達障害ではないかと噂しているみたい」と、泣きじゃくりながら訴えました。実は、ナツコさん自身も、学生の頃に進路の悩みから不眠となり、呼吸困難が続いた既往があり、その当時、私が治療したことがありました。そこ

で、エリカさんには、まず職場の産業医に相談し、そこから私の（当時）ストレス外来を受診するよう勧めてくれました。

強い対人緊張はあるものの

翌週、産業医からの紹介状を携え、ナツコさん同伴で、エリカさんが私の外来にやって来ました。紹介状には、「一つの業務はこなせるものの、同時多発の事態に対応できない」「人間関係がうまく結べない」「そのため発達障害を疑っている」と、産業医の意見が書かれてありました。産業医のもとを訪れた時、エリカさんは緊張のあまり、自身の思いをほとんど語れなかったらしく、紹介状の産業医の意見は、職場上司らからの情報を基にしたものであることが申し添えられていました。

診察室に入ると、エリカさんは深々と頭を下げて丁寧にあいさつをしてくれました。ところが、その直後から終始、まっすぐに私の顔を見ることができないのです。誰かと視線を合わせることができない様子から、強い対人緊張が伝わってきました。そこで私は、互いの視線の向きが90度（直角）に交わされるような位置関係を作りました。

エリカさんは、ゆっくり話し始めました。

「入社以来、同僚や先輩たちとのコミュニケーションがうまく取れない。何か話しかけられるだけで緊張してしまう。いつも、どう答えようか、ヘンに思われるんじゃないかと思って、ドキドキしてしまう」と。

私が「それは、どうしてだと思うの？」と尋ねると、涙ぐみながら「自分は、周りの人に比べて、何事も劣っていると思うから」と、何度もうなずきながら懸命に答えようとしてくれました。ここまでのエリカさんの様子と言葉、話しぶりからは、人と向き合うこと、すなわち社交関係への過度の緊張と恐怖感が伝わってきました。職場での人間関係をうまく結べないのは、いわば「社交への恐怖」が主な原因で、自閉性スペクトラム症の患者さんに多く見られる「他者理解や共感の欠如」（協調性の乏しさ）とは異質なものでした。さらにADHDの特性に関する簡易自己チェックを記入してもらった結果、エリカさんには、その傾向はまったく見当たりませんでした。

以前から、社交を避けてしまう傾向が

エリカさん個人の面接後に、ナツコさんにも意見を聞きました。彼女の話では、エリカさんは、学生の頃から大勢の人が集まる場が苦手で、年齢とともにその傾向がだんだん強

まってきたとのことでした。学校卒業前には、数人での会食さえも避けるようになっていたそうです。私のエリカさんの現状に対する診断は、ほぼ「社交不安障害」*（または、社交恐怖）に固まってきました。社交、対人恐怖の度合いについての検査（LSAS－J）の結果からも、その傾向の強さが明らかでした。

対人関係などでの過度な恐怖感や不安は、「脳内の神経伝達を担う物質、セロトニンのバランスが崩れている状況と考えられていること」をエリカさんに丁寧に説明してみました。その上で、抗うつ薬として広く使われているSSRI（選択的セロトニン再取り込み阻害薬）による薬剤治療を開始しました。併せて、恐怖感と不安があるからといって、自分からあらゆる社会活動を避けてしまうことは、その場限りの安心感は得られても、「社交恐怖」を定着させてしまい、かえって状況の悪化を招くことも、ゆっくり伝えました。そのため、薬剤の効果が出るまでの2週間は休業して、その後は、可能な限り職場には出向くことを勧めました。エリカさんは、私の説明と助言をしっかりと理解してくれたようでした。この日のエリカさんの診察から判断された状況と治療方針については、彼女の同意のもと、職場の産業医宛てに書面で伝え、職場側の理解を可能な範囲で得られるようにお願いしました。数日後、産業医の先生からは、ご理解いただけた旨の返信をいただきました。

＊「社交不安（社会不安）障害」または、「社交恐怖」　人に注目される場面や、それによって自身が恥ずかしい思いをすることが怖くなり、不安が高まってしまう病態。そのため、人と対面して話すことや外出を避けるようになると、社会活動に大きな支障が生じるため、治療を要する。今回のエリカさんの場合と同様、SSRIなどの薬剤と認知行動療法的アプローチ（例：怖いから避ける→怖いながらも向かう、等への行動の変容）が有効とされている。

再び、職場に向かう気持ち

初診から2週間後、私の診察室に再来したエリカさんには明らかな変化が起こっていました。もちろん、まだ自信満々とまではいきませんが、私の顔をちらちら見て、時々視線を合わせながら、「そろそろ仕事に行ってみます」と意思表明してくれたのです。社交恐怖という大きな不安を抱えながらも、再び緊張の場である職場へ向かおうとするエリカさんの気持ちに、私は敬意を覚えました。その後も診察のたびに、私は彼女の「闘病と仕事の両立」という大仕事を讃《たた》えました。エリカさんは、薬を服用しながら仕事を続け、依然として顧客対応などの対人業務には苦手意識が続いたようでしたが、やがて、店舗の広報にも関わりはじめるなど、働く女性としてのキャリアを重ねていきました。

生まれつきの特性である「発達障害」と、場面次第で不安が高じてしまう「社交恐怖」とでは、治療のアプローチがまったく異なります。自分自身や周囲の判断だけで何らかの診断（病名）を決めつけてしまうと、本当は暗いトンネルの先にあるはずの光を見つけられずに、そこで長く漂流してしまうことになりかねません。

Story 15

ADHDだけじゃない。〝イケボ〟も持ち前の特性

新人職員への復職支援

成人の発達障害が職場で問題となることが増えてきました。その典型的な事例では、就職前には、ＡＤＨＤ（注意欠如・多動症）などの特性が目立たなかったものの、社会人になって早々に周囲との違いや不和が顕在化しているように見えます。ただ、その人たちには、就業前には何の問題もなかったのかどうかは不明で、周りの人たちとの関わりが少なくて済む生活をしてきたか、周囲からの気づきが乏しいまま成長してきた可能性もあります。働き始めて、周囲との連携作業が求められ、多岐にわたる業務を覚えていく場面では挫折し、自信を失ってしまう人も少なくありません。

失敗続きだが、周囲からの好感度は高い

高齢者の養護施設で働く、新人介護職のアキオさん（23）が、上司に伴われて私の外来診療にやってきました。春に入職して3カ月経っても、複数の入所者を混同するなど、注意力に問題がある様子でした。先輩が見守りながらであっても、小さなトラブルが相次ぐため、施設として、アキオさんに利用者の担当を割り当てることができず、現場に支障が出ていました。けれども、人柄は明るく、返事もしっかりしていて、何かを注意されれば「今度は気をつけます！」と頭を下げる素直な態度に周囲の好感度は（意外に）高く、上司としては「なんとかしてやりたい」という思いで、同伴受診の運びとなったようです。

職場では、試用期間とみなされる3カ月が経過していましたが、現状の仕事ぶりでは雇用の継続は困難ではないかと考えられていました。一方で、試用期間とはいえ、施設とは正規の雇用契約を結んでおり、健康問題が疑われる状態での解雇には問題がある、との声が上がり、医師による診断が優先されたのでした。

ダメなんですよ、僕は……

今回のケースに限らず、職場の上司に伴われての受診の場合、私はまずオープンに両者から話を聴きます。上司らには客観的な意見を求め、今後の職場との連携を意識して話をうかがいます。その後、上司の方には診察室の外で待機していただき、ご本人と一対一で話すことになります。

上司からお話を聞いた後、なるべくリラックスできる雰囲気で、私はアキオさんに話しかけました。

「今日は、上司に連れられて、初めてここに来て、緊張したのではないですか？」

彼は、人懐っこそうな笑顔を見せ、小さく頭を下げました。上司に連れられて受診したことにはそれほど強い抵抗感や不本意な思いはないようでした。私は少し安心して、職場における彼自身の様子を尋ねました。アキオさんからは、「そそっかしい、おっちょこちょい、遅刻魔……」と、まずこれまで周囲から自分がどう評価されているかを語り、それらを否定できないことを認めながら、「ダメなんですよ、僕は……」と、今度は意気消沈した表情になりました。

今まで人から褒められたことは

日常生活で困っていることについて尋ねると、「約束の時間やバスの発車時刻に気をつけていても、いつもギリギリか、遅れがちになる」とのことです。そこで簡易的な心理検査を行ったところ、予想通りＡＤＨＤの傾向が明らかでした。さらに、アキオさん自身、最近は疲れが募り、不眠も続いていることから、休日はほとんど家で横になっていて、「仕事を辞めたほうがいいのかな」と、うっすら思い始めているようでした。億劫な気分が長く続いていることを考慮すると、休業してもよいレベルの抑うつ状態に陥っていることは間違いなさそうでした。それに加え、今の働き方のままでは、彼の健康な部分や持ち前の明るさまで損なわれてしまうのではないか、とも懸念されました。

そして、アキオさんとの対話を続けるうちに、私は彼の声と発語の滑舌が、とてもきれいなことに気づきました。そこで「今まで、どんなことで人から褒められましたか？」と尋ねてみました。アキオさんは、「最近はありませんが……」と前置きした後、「高校の頃に、陽気、返事がよい、歌がうまい……かな？」と返してくれました。この答えに「なるほど！」と思った私は、彼の声の良さについて、「最近でいう『イケボ』(イケているボイス)ですよね」と返してみました。特に最近、自己評価が下がっていた彼は、目前の医師が興味深そうに褒めたことに、意外そうな表情を見せました。その機を逃さず、私は、「いい声で、言葉をきれいに表現できることは大きな利点だね」と、さらに彼のイケボへのコンプリメント（自信を持たせるための誉め言葉）を続けました。

「できる」ことに目を向けて

介護の現場では、高齢の方に対する回想法（懐かしい写真・映像などを見ながら回想を促す）や、古い紙芝居やなじみのある曲の合唱などがあると聞いていました。そのような場面では、介護職の人と高齢者との言葉を通じたやりとりが大切になります。そこに彼のイケボを活かせるかもしれません。アキオさんの今後の働き方について助言したいアイデアが、私の頭の中にいろいろと浮かんできました。

それまで「できない」ことばかりを指摘されて、気分的に落ち込んでしまった彼に、自分が「できる」ことに目を向けてほしい――。そう思ったのです。

面接の後半は、上司にも加わってもらいました。職場側としては「アキオさんが辞めなくてすむ方法を探っていきたい」と考えていることのことでした。アキオさん自身も「少し（仕事を）休んで元気を取り戻せたら、今の職場で続けていきたい」との意向でした。

その後の心理検査でも、アキオさんのADHDと抑うつ状態の合併が明らかになりました。アキオさんと上司の方に所見を説明し、継続して治療していくと同時に、いったん休業期間を設けた後、リワーク（職場復帰に向けた集団治療プログラム）を行うことを勧めました。

特性には得手も不得手もある

リワークのプログラムでは、一つひとつの作業の確認や連絡の手順など日常作業の進め方、さらに「To Do List」（やるべきことを書き出したリスト）の活用などに時間をかけました。コミュニケーションの方法を見直すロールプレイや仕事の節目における振り返り作業にも、アキオさんは頑張って打ち込みました。私が予想した通り、課題のプレゼンテーションや、一緒に治療中のほかの人たちとスポーツを行う場面では、彼のイケボが活きていました。職場側と何度か面接をする中で、私はアキオさんの声の良さを活かす場面が業務に組み込めないだろうかと持ちかけ、理解していただくことができました。そして数カ月後、うつ状態が回復したアキオさんは、現場に復帰しました。先輩たちに支えられ、合唱の時間などでリード役を務めるなど、活躍の機会を得たようです。それには彼の持ち味が大きな助けとなったのです。

ＡＤＨＤに限らず、働く人の特性や障害に対して、職場側には合理的な配慮が求められています。それは、本来の仕事に支障が生じないように、職場側が無理なく、可能な範囲で実行可能なことである必要があります。どうしても適応できない業務の場合は、職場の配慮だけで解決できるものばかりではないはずです。とはいえ、誰にでも特性や持ち味、得意なことはあります。私は多くの働く人を診る中で、アキオさんのようにＡＤＨＤなどの特性で苦労していても、困難な部分（「できない」部分）だけでその人のすべてを決めつけるべきではないことを常々感じています。自分でも忘れかけていたような持ち前のいいところを再発見し、日常の暮らしや仕事に活かせるのなら、この上ないと思います。

秋

autumn

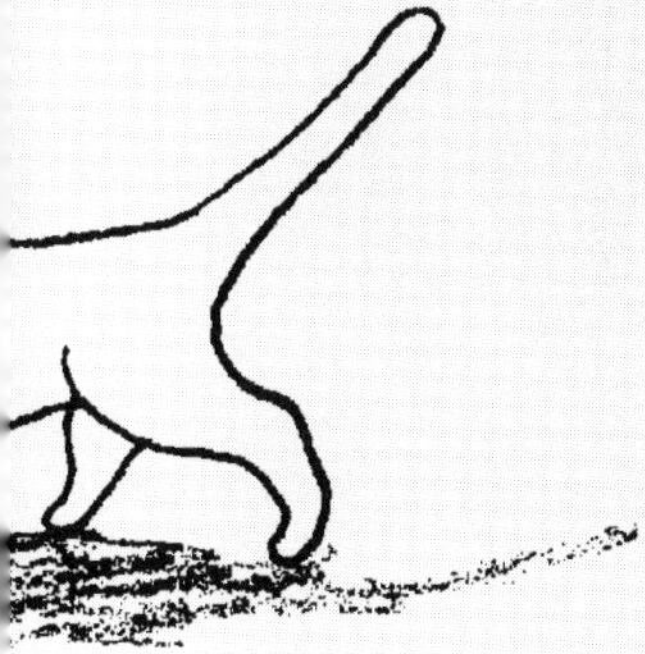

Story 16

「認知症だから」会話できない？

誤診は先入観から始まる

「心の病」を抱えている人に、いつもと違う「体の不調」が生じた時、原因究明のためには、あらためて心身両面からの検討が必要です。しかし、何らかの精神・神経領域の診断名がついている場合、医師側に「精神科的なものだろう」という先入観が強い場合、時には不調の真相を見逃すことも起こりえます。今回は、「認知症」との診断病名が、ある内科医の判断を鈍らせてしまった、というエピソードです。

「歩けない」「会話もおぼつかない」と救急外来に

エイジさん(72)は、数年前からアルツハイマー型認知症を抱え、私が勤めていた「認知症専門デイケア」に通所されていました。エイジさんには、高血圧、肺気腫、便秘などの身体疾患もあり、かかりつけの内科医院で薬による治療を受けていました。デイケアには、ほぼ毎日、エイジさんの長男のお嫁さんであるノリコさんと一緒に、歩いて通われていました。病院の敷地内のイチョウ並木が、黄金に色づいている頃でした。

そんなある日の午後、病棟を回診中の私に、救急外来のA医師から連絡が入りました。エイジさんが、朝からほとんど歩けなくなり、会話もおぼつかないとのことでした。内科が専門のA医師は、自身の診立てとして、「全身状態に大きな変化は見当たらず、血液検査の結果はまだ判明しないが、『言語障害』と表情などから『認知症』のせいで活気がないのではないか？　と思う」と私に話しました。念のため、これから頭部CTを撮影するとのことでした。

私は、その時のA医師の説明に釈然としませんでした。諸検査の結果を待たずに、「認知症のせい」とは、はなはだ疑問でした。そして、その日までのほぼ毎日、デイケアでのエイジさんの様子をみていましたが、突然、会話も歩行もできなくなるほどに認知症が進行するとは、私には考えがたかったからです。急激に起きているのは身体面の変化ではないかと懸念しながら、検査室へと急ぎました。

CT撮影の順番待ちで、エイジさんはストレッチャーの上に横たわっていました。ノリコさんは、駆けつけた私を見つけると、エイジさんのここ数日の様子を教えてくれました。便秘薬を毎日服用しているが、一昨日から下痢に近い状態であること、そして、今朝からは会話できなくなり、どうも口の動きがおかしいように感じる、と。そのため慌てて救急に連れてきたが、内科の先生（A医師）からは、「精神科の先生に伝えましょう」と言うだけで、十分な説明を聞けていないとのことでした。

「話せない」のは認知症が原因ではなく……

私はあらためて、横たわるエイジさんに話しかけながら、視診、触診を始めました。普段から顔を合わせている私のことは認識してくれたようで、こちらからの問いかけに目で応えてくれるものの、返答が声にならない状態でした。その時、私はエイジさんの表情の不自然さは、顎がうまく動いていないためだ、と気づきました。

「顎関節脱臼……？」顎が外れていたのです。

すぐに私は、それをノリコさんに説明し、両手で脱臼の整復を試みました。高齢者や意識レベルの下がった方は、思い切り欠伸《あくび》をすることで顎を外してしまうことがあります。それまでにも、私は精神科病棟で何度か整復したことがあり、この時のエイジさんにもその経験を活かすことができました。無事、顎が元通りになったエイジさんは、「おお、せんせー」と笑い泣きしてくれました。

さらに血液検査で判明したこと

しかし、安堵するにはまだ早く、エイジさんは、両手両足を自発的に動かせない状態です。私は四肢の筋力を診ていきましたが、四本いずれも麻痺《まひ》のレベルです。左右のどちらか、上下のどちらかではなく、四肢のすべてが動かなくなっていることから、脳卒中などの可能性より、血液中に含まれる電解質のカリウムが不足することで起きる「周期性四肢まひ」を疑いました。私は、A医師がオーダーした血液検査の項目に、電解質のバランスとも関連する甲状腺の機能（ホルモン）の検査項目を追加オーダーし、結果を待つことにしました。

同時に、エイジさんの頭部CTの撮影が始まると、私は診療放射線技師のいる操作室に移りました。そこでリアルタイムに脳内の画像が確認できます。以前から認められていたアルツハイマー型認知症の所見である脳の萎縮のほかには新たな変化はありませんでした（現在の水準ならMRIで確認したいところですが、当時のこの病院にはMRIが設置されていませんでした）。

その時、看護師が血液検査の結果を持って走ってきました。私は、それを見てようやく腑に落ちました。

「低カリウム血症！」

カリウムの値が正常範囲を大きく下回っていました。甲状腺の機能に異常はありませんでしたが、やはり低カリウム血症による四肢の筋力低下が起きていたのでした。これを放置しておくと、人によっては不整脈やけいれんを起こす場合もあります。

先入観がもたらす不利益

さっそく私は、このカリウム値の結果をA医師に伝えました。「会話ができない（言語障害）」のも、顎関節の脱臼のためだったことも付け加えました。そして、内科外来に移動したエイジさんに対し、カリウムの補正が行われました。下痢が続いたことから体内のカリウムが失われていったのだろうと推測されました。私は、エイジさんのかかりつけ医へ情報提供を行い、今後の経過観察をお願いしました。

総合病院に通院する患者さんの中には、いくつかの診療科をまたいで治療を受けている方も少なくありません。各診療科には、それぞれの専門性がありますが、今回のエピソードのように、医師が「自分の専門領域ではなさそうだ」と、患者さんの全身状態を再確認しないままに、安易な判断をすべきではありません。私も、若い頃に何度も先輩医師から言われたことですが、診断に「決め打ち」はご法度です。今回のように救急外来の医師ならなおさらです。安易に「ウチの科ではなく、(他の)○○科へ」を頻発することは、患者さんやご家族にとっては、不快な「たらい回し」に他なりません。今回は、すでに診断されてきた病名「認知症」が医師に先入観を抱かせ、ともすれば誤診へとつながりそうになったエピソードでした。

特定の先入観によって正しい判断ができなくなる、もしくは判断が遅れるケースは、医療界に限らず、ほかの業界でも起こりうることです。現代では、医師に限らず、専門的な知識を持たない一般の人たちも、安直に「病名」を語りがちになっているように感じます。無責任に貼られた「レッテル」に基づいて、誰かのことを決めつけ、それを別の人に説明することだってありえます。特に、うつ病や発達障害、認知症という精神科病名が独り歩きすると、その患者さんの何もかもについて、周りが「○○病メガネ」で見てしまうことにつながりかねません。病気に関する医学知識が、平易に多くの人に共有されることは有意義ですが、偏ったバイアスやスティグマ（差別的な偏見）を生まないために、あらためて倫理観に立ち返ることが大切だと思います。

Story 17

隣で眠る夫が暴れる！

妻をも不眠にした原因とは？

「眠れない」という訴えで精神科を受診する人は、たくさんいらっしゃいます。その原因は、悩みやストレス、生活習慣の乱れから、うつ病などの疾患に至るまで多岐にわたります。しかし、もしも、隣で眠る配偶者が、夜中に突然、大声を出したり、暴力を振るい始めたりしたら、誰しも恐くて眠れないでしょう。睡眠中に、叫ぶ、暴れるなどの異常な行動が現れる障害として「レム睡眠行動障害」が知られています。多くは家族やベッドパートナーに指摘されて受診につながります。早めに治療を受けることで、ご本人だけでなく、隣で眠る人も安眠につけるのです。

誰かと言い争っているように

トシコさん（53）は「不眠」を主訴に、私の外来を受診されました。最近、夫のサチオさん（67）の寝言がひどく、隣で眠るトシコさんは、たびたび夜中に起きてしまい、困っている様子でした。サチオさんは、若い頃から寝相が悪く、寝言も多かったそうですが、1カ月ほど前から、まるで誰かと言い争っているかのように大声を出し、トシコさんに殴りかかることもあるため、別の部屋で寝ているそうです。翌日に、そのことを話しても、サチオさんはまったく覚えていないため、「認知症の始まりか？」「心の病か？」と心配で、トシコさんは別室でもなかなか寝付けないそうです。

私は、トシコさんのこれまでの心労を受けとめながら、じっくりと話をお聞きしましたが、まずは夫の診断と治療が必要だと考えました。状況からして、サチオさんには「レム睡眠行動障害」などが疑われました。診断には脳内の変化や記憶力などの認知機能の検査も必要です。そのため、サチオさんに受診していただくように、トシコさんに勧めました。すると、「夫は、若い頃から病院に行くのが嫌いで……、もし、受診したくないって言い出したら……」と心配そうでしたので、「不眠でかかっているあなたの付き添いで来てほしいとお願いしてみてはどうでしょう。そこで、私からお話ししますよ」と提案しました。「わかりました。今日はいろいろと聴いていただけてよかった」と、少し安心した様子でした。この日、私は、どうしても寝付けない時のために、睡眠導入剤ゾルピデムを処方しました。

はっきり覚えていないが、ケンカの夢を……

ご夫婦が一緒に再来されたのは1週間後でした。トシコさんは、前回以来、1度だけゾルピデムを使った以外は、比較的寝付きやすくなり、初診時に比べると明るい表情になっていました。隣でサチオさんは、妻のその様子に安堵されている様子でした。トシコさんの問診後、サチオさんの睡眠の具合について、ご本人に尋ねてみました。サチオさんは、「妻の不眠の原因は私の寝相が原因のようですから、今日は、自分のことも相談したくて参りました」

と状況を理解しているようでした。

そこでサチオさんが、睡眠中に大声を出したり、乱暴になったりすることについて尋ねてみると、私の話にうなずきながらも、やはり夜間のご自身の様子については何も覚えがないようでした。そこで、「睡眠中に夢を見ていますか?」とお聞きすると、「はっきり覚えてるわけではないんですが……、ケンカのような感じの夢をよく見るような気がするんです。うーん……でもなあ……」と、首をかしげながら答えました。ご自分が「ケンカのような」夢を見ること自体を不思議がっているようでしたので、
「今までは、そんな夢を見ることは、少なかったのですか?」と尋ねてみると、
「そうなんです。そんな夢を見るようになったのは、最近のことです」とお答えになります。

今まで見なかったような夢——。サチオさんの心象に影響するような出来事か、生活における変化があったのかもしれません。私は、その辺りについて、お二人に尋ねてみました。

サチオさんは、65歳で勤め先の会社を退職後、臨時雇用の契約も終えて、半年が経過していました。長年勤めた会社には親しい仲間もいて、在職中には仕事帰りに居酒屋に寄ったり、休日に仲間とゴルフに出かけたりすることもありました。ところが、退職後にはそうした交流も減りました。ご夫婦の仲は悪くないものの、ほぼ終日、家の中に二人でいる生活には閉塞感も見え隠れしてきました。この半年間、サチオさんは外出することも、友人と語り合うこともめっきり減って、内心「つまらない毎日」を送ってきたようです。

レム睡眠行動障害

「つまらない気分」や欲求不満が影響して、それが夢の原因になっている可能性があるだろうと、私は思いました。しかし、夢を見ている時間帯（レム睡眠中）には、体を動かす筋肉の緊張が消失しており、手足は自由に動かせないため、無意識に暴力的な行動に出ることは考えられません。そこで、この筋肉の緊張を緩める神経調節システムが障害されることにより、夢の中での行動がそのまま寝言や体動として現れる「レム睡眠行動障害」が考えられました。この障害は、50歳以降の男性に多く、加齢に伴い増加します。

まず、頭部ＭＲＩ（磁気共鳴画像）、脳波や記憶・認知機能の検査を受けていただきましたが、明らかな異常や認知症、パーキンソン病の可能性を示す所見はありませんでした。とはいえ、「レム睡眠行動障害」の確定診断には、終夜睡眠ポリグラフィー（ＰＳＧ）が必要とされます。眠っている間に、脳波、眼球運動、呼吸やいびき、動脈血酸素飽和度などを測定する検査です。睡眠時無呼吸や周期性運動障害など、睡眠に関連する障害の診断が可能となりますが、まずはご夫婦に了解いただき、サチオさんに、筋肉の緊張を解く効果のある抗けいれん薬クロナゼパムを処方しました。そして同時に、睡眠の質を高めるため、日中は、ご夫婦で外食に出かけたり、散歩したり、より活動的に過ごすことを勧めました。

＊

それから5年が経過していますが、サチオさんが、睡眠中に暴れるようなことは、もうずっとありません。トシコさんの眠れない夜もなくなりました。一般に、「レム睡眠行動障害」では、後にパーキンソン病やレビー小体型認知症を発症する事例もありますが、サチオさんにはそうした変調も出ていません。

やはり、退職などにより、人付き合いや生活のリズムが変わったりすることは、その人に少なからず影響を及ぼすものですが、日常に影響は出ていないようでも、夢や就寝後の行動として表れるのですから、人間の深層心理とは不思議なものです。サチオさんの受診日には、毎回、トシコさんも一緒で、ご夫婦で出かけたイベントや旅先の様子などを知らせていただいています。

Story 18

〝化粧品かぶれ〟から高じた〝自己注目〟の果てに

先日、私は頬にかすり傷ができたのですが、病院での仕事中はマスクで覆っていたため、気づいた人は誰もいなかっただろうと思います。そもそも、容姿の小さな変化について、自身が気にするほど他人は気にしないものかもしれません。しかし、ある日突然、顔がかぶれて赤くなれば、本人は当然気になるでしょうし、人によっては、自分の姿へ向ける注意（「自己注目」という）が過剰に高まることもあるでしょう。

突然、現れた「肌の赤み」と「ヒリヒリ感」

ある秋の日の夕方、会社員のユキエさん(37)は、普段より早く退社し、友人たちとの食事会へ向かいました。気のおけない顔ぶれでの会食は楽しいものです。この日は、ユキエさんを含めた女性3人の集まりで、さっそくワインの乾杯から始まりました。

その時、友人のエリさんが、ユキエさんの顔を見ながら、異変を指摘しました。

「ユキエ、もう酔ったみたいに、ほっぺが赤いよ」

ユキエさんは、とっさに笑って否定しましたが、時間が経つにつれ、だんだん両頬がヒリヒリする違和感を覚え始めていました。とはいえ、それぞれの近況や愚痴などで盛り上がり、食事会は2時間ほどでお開きになりました。

帰宅したユキエさんは、頬のヒリヒリ感、それに強い疲労を感じました。友人たちの仕事や人付き合いの充実ぶりは、当時のユキエさんの現状からすると羨ましく、また、つらいものでした。遠方に赴任している恋人のタカシさんとは、夏休み以来、数カ月も会えておらず、最近は連絡も少なくなっていました。食事会でも話題に上ったフレーズを思い出しながら、ユキエさんは、鏡に向かって独り言をつぶやきました。

「女の『厄年』かあ……」

その時、ユキエさんは、目の前に映った自分の頬の強い赤みに驚きました。

「これ、化粧品かぶれ……?」

過去に化粧品で肌のトラブルになった経験はなく、思い当たるのは、前日に初めて使った洗顔料ぐらいでした。そうしている間にもヒリヒリ感は次第に強くなり、徐々に怖くなってきました。深夜でしたが、先ほど別れたばかりのエリさん、それに恋人のタカシさんに、SNSのメッセージで状況を伝えました。なんとなく予想していた通り、タカシさんではなく、エリさんから直ぐに返信があり、ある皮膚科クリニックへの受診を勧められました。

もういいことなんかない

翌朝、会社に休暇取得の連絡をして、エリさんから教えてもらったクリニックを受診しました。医師からは、接触性皮膚炎、通称「化粧品かぶれ」と診断されました。主な原因は化粧品に含まれる成分へのアレルギー反応ですが、疲労や空気の乾燥などにより皮膚のコンディションが良くなかったことも症状悪化に関わっているのかもしれない、という説明でした。炎症を治める塗り薬の処方を受け、思い当たる洗顔料の使用は中断して、刺激の少ないせっけんでの洗顔を勧められました。

ユキエさんは、医師の指示通りに過ごし、数日間で頬の赤みは回復してきました。しかし、ヒリヒリする感じは消えず、むしろ強くなっているようでした。何度も鏡に向かって自分の顔を注視すればするほど、頬も赤らんでくるようでした。そればかりか、ほうれい線も目立って見え、顎の辺りの赤い斑点も気になって仕方ありません。また、医師から説明された「体調と皮膚の関係」は、「加齢」のことを示していると偏って解釈していました。

「これから先、もういいことなんかないんだ」

あの日に連絡したタカシさんからは、何の返事も返ってきません。だんだんと悲観的になり、夜も眠れなくなっていきました。それに伴って、頬の赤みとヒリヒリ感、顎のプツプツばかりが気になって、頭から離れなくなりました。接触性皮膚炎についてネットで調べると、顔の色素が沈着していく「黒皮症」などの恐ろしそうな病名ばかりが目について、恐怖が募っていきました。

「こんな顔じゃ、出かけられない」

以降、仕事は休んで、部屋にこもりがちな生活になっていきました。ただ、皮膚科クリニックにだけは、マスクやスカーフで顔全体を覆い、連日のように受診しました。しかし、皮膚科的には異常所見が見つからず、対応しかねた担当医は、当時、私が勤めていた病院のストレス外来へとユキエさんを紹介する運びとなりました。

友達は、みんなうまくいっているのに

数日後、ユキエさんは、私の外来にやってきました。帽子を目深にかぶり、サングラスにマスク、さらにスカーフで顔から首まで覆っています。私は、これまでの経過を詳しくうかがいました。初めて頬の赤みを指摘された食事会のこと、皮膚炎の原因は化粧品だけでなく、加齢だと思っていること、友人に比べて自分をなんだか惨めに感じていたことなどについて、ユキエさんはゆっくり話し始めました。そして、もう1週間以上、毎日短時間しか眠れていないことも訴えました。

——どうして、自分自身を惨めに感じていたのか？　——私がその理由について尋ねると、

「友達はみんな、仕事も家庭もうまくいっているのに、私の場合は、遠距離の恋人も親身になってくれず、自分がつらい時に頼れない。年齢を重ねて、化粧品も合わなくなってしまった。この先、もう何もいいことがないと思う」とのことでした。

私は、ユキエさんの思いを黙って聴きました。顔面に現れた症状がきっかけとなり、恋人との関係がうまくいっていない現状も、自身の加齢と衰えのせいだと決めつけているようでした。そんな彼女の落胆ぶりは、十分に伝わってきました。そこで私はこう返しました。

「思わぬ顔のヒリヒリ感が、いろいろなつらさへと広がってしまって、悲しいですよね」

ユキエさんは、泣きながら何度かうなずいていました。話を聴いていると、彼女の思考内容は悲観に偏っており、顔の異常から不安と不眠が続いていることから、抑うつ状態にあると考えられました。当初、顔に現れていた赤み（炎症）は、客観的には改善しているにもかかわらず、自覚的な頬のヒリヒリ感は持続しています。これは、「身体症状症*」と考えられます。まずは、ユキエさんの感じている不安を軽減し、ヒリヒリ感を覚える過敏反応を和らげる目的で、ＳＳＲＩ（選択的セロトニン再取り込み阻害薬）のフルボキサミンを少量から処方しました。

１週間後、再びマスク姿で来院したユキエさんは、「睡眠は徐々にとれるようになり、頬

悲観からの「身体症状症」

＊**身体症状症**　自覚症状（訴え）を説明できるほどの異常所見がないにもかかわらず、痛みや違和感などが長く続く病態。

の赤みがない日には少し安心できる」とのことでした。しかし、「石鹸で顔を洗っても、まだヒリヒリする感じは残っている」とも言います。まだ十分ではないものの、不安の軽減と不眠の解消は良い兆候です。治療的には次の段階だと私には思えました。

過剰な「自己注目」を払拭して

当時のユキエさんが、一日に何度も鏡を見てしまうのは無理もないことでした。ただ、部屋にこもりきりの生活では、自身の症状にばかり意識が集中してしまい、「自己注目」という心理が強く働きすぎることで、なかなかヒリヒリ感は消えないだろうと思われました。

そこで私は、ユキエさんに、可能であるならマスクをつけて、仕事に戻ることを勧めてみました。ユキエさん自身も、仕事を休み続けて職場に申し訳なく感じていたため、翌週から出勤を再開しました。

以後、ユキエさんは、週に1度の通院を続けながら、使いなれた洗顔料なら、顔の赤みやヒリヒリ感を覚えることがない状態にまで回復してきました。恋人との関係について、ユキエさんから口にすることはありませんでした。ただ、休日はジムに通う、コンサートを楽しむなど、活動的に過ごし始めているようでした。

抑うつ、恐怖、知覚（ヒリヒリ感）の過敏さに対する、ＳＳＲＩの効果もあったと考えられます。ただ、ユキエさん自身の変化が、さまざまな症状の改善を後押ししたことは確かでしょう。彼女の症状が始まるきっかけは、自分に合わない洗顔料の使用だったかもしれません。けれども、もともと彼女の内面にあった自分自身の「環境的な不満」や「加齢に伴う悲観」などが、不眠、抑うつにつながり、身体症状症を引き起こしたと考えられます。

ユキエさんが、自身の行動によって過剰な自己注目を払拭したことが、回復への鍵となりました。

Story 19

長年の「伴侶」だった愛猫の死、ペットロスからのうつ病を乗り越えて

かわいがってきたペットを亡くした経験は、多くの方にあると思います。私も、小学3年生の頃から飼っていた犬を、大学生の時に亡くしました。実家から離れた就学地にいたため、その愛犬「ロン」の最期には立ち会えませんでした。ロンを看取った母によると、晩年の彼は動きも遅く、食も細くなり、だんだんと老衰した結果、死を迎えたようでした。初めて、家族の一員になった日から、ともに駆け回った近所の空き地や夕方の散歩道など、今でもたくさんの思い出があります。ペットを失った悲しみや落胆などの「ペットロス」は、通常、誰もが覚える健康な感情です。けれども、私のロンの場合と異なり、一人暮らしで15年もの長い間、「伴侶」のように一緒に過ごした愛猫を亡くしたある女性は、ペットロスに留まらず、うつ病を発症してしまいました。精神科的な治療以前に、重いペットロ

スに陥った人に対して、周囲からはどんな支えが望ましいのでしょうか。

愛猫の突然の死

カフェレストランに勤めるマリコさん（43）は、数年前に職場の人間関係の悩みから不眠となって以来、何度か私のストレス外来への受診歴があります。それから1年ほど経った秋のある日、マリコさんは予約外の診療枠に受診されました。過去に何度か受診歴のある方が、予約外で訪れる時は、往々にして何か新たな不調があるものです。この日のマリコさんは、待合室で座っている時から、無表情なだけでなく憔悴している様子が見てとれました。診察室に招き入れても、目に涙を浮かべたまま、しばらく無言でした。

「今日は、ずいぶんお待たせして、ごめんなさいね」

私が声をかけた途端、マリコさんは首を大きく横に振り、堰を切ったように泣き出しました。そして、「ネコちゃんが……死んじゃった」と言いながら、不織布の白いマスクが涙でぐしゃぐしゃになるのも意に介さず、嗚咽があふれ出しました。「ネコちゃん、死んじゃった……？」オウム返しに尋ねる私に向けて、彼女は切々と訴えました。

2週間前、外出先から帰宅したマリコさんは、部屋のソファの下に潜り込むような姿で息絶えていた愛猫に対面した、とのことです。彼女の愛猫「シンちゃん」は、15年前にマリコさんが友人から譲り受けたアメリカンショートヘアでした。当時、交際していた男性と別れ、マリコさんが少し離れた町で一人暮らしを始めたことがきっかけだったそうです。その恋人は、酒癖が悪く、マリコさんも何度か暴力を受けたことがあったようです。そんな相手との生活に見切りをつけて新生活を始め、新たなパートナーとなったシンちゃんは、彼女にとって溺愛の対象となりました。

泣きたいだけ、泣いていい

「15年、ずっと一緒だったんだから……」

私に向かって話すマリコさんの涙は止まりません。シンちゃんの死から、この日の受診に至るまでの2週間、毎日、家でも泣いていたのでしょう。その涙の理由を誰かに吐露したのは、この日の診察室が初めてだったようです。私は、彼女が泣くことを妨げず、許せる限りの時間を、そのカタルシス（うっ積した感情の浄化）に費やしました。

愛猫の死はショックで、悲しく、残念でしょう。ペットロス自体は病的なものではありません。しかし、シンちゃんを失ってから、マリコさんは2週間もの間、毎日、数時間しか眠っていないようでした。十分に食事も取れず、外出する気力も失せていました。勤めていた店の仕事も辞めてしまったそうです。この時のマリコさんの状態は、うつ病の診断基準を満たしていました。治療として、心の在り方と服薬について説明する必要があり、ある程度の時間を要します。そのため、涙と鼻水でぐしゃぐしゃになったマリコさんのマスクを新しいものに取り換えました。

私は、「泣きたいだけ、泣いていい」「(猫の)写真や思い出を大事に残していけばいい」「忘れようと無理しないでいい」と伝え、抗うつ薬のミルタザピンを処方しました。薬の服用についても了解したマリコさんでしたが、シンちゃんの死と悲しみについて話す相手が他にいないため、月に数回、私が診察室で話を聞くことにしました。

ある日、どこかで、また……

間もなく薬も効いてきたようで、マリコさんの睡眠と食欲は徐々に回復してきましたが、ペットロスは長引きました。診察室にやってくるマリコさんは、毎回、驚くほどたくさんのシンちゃんの写真を見せてくれました。それを一緒に見ながら、「本当に可愛くて、きれいな猫だね」と思い出を共有し、気持ちだけでもシンちゃんの供養をしていると、やはりマリコさんは涙に暮れてしまいます。彼女が、急いでつらい別れを忘れる必要はないし、ある程度、ペットロスの時間が長引いてもいい、とも私は考えていました。

さらに1カ月経った頃、マリコさんが私に教えてくれたことがありました。死んでしまって、もういなくなった猫は、ある日どこかで「生まれ変わり」として、飼い主の前に現れるのだそうです。まだ彼女は、生まれ変わったシンちゃんには出会えていないようですが、再会を期待する動機で、以前のように、街のあちこちに出かけるようになりました。ペットロスから立ち直ったわけではないのですが、少なくとも、うつ病からは脱していました。

ずっと忘れなくていい思い出とともに

人とペットの歴史を振り返ると、昔は「使役」動物から始まり、やがて「愛玩」の対象となってきたようです。そして現在は、家族みんなで可愛がるペットにとどまらず、独居生活では「伴侶」のような存在となって、人が溺愛するケースも少なくありません。恋人と別れたばかりだったマリコさんにとって、愛猫が心の支えだったことは無理もありません。しかし、15年程の寿命とされる犬や猫は、若い飼い主を残して先立つことになります。

他にも、不慮の事故や病気などで突然ペットが亡くなることもあり、私はさまざまなペットロスを聴き、その悲しみを受けとめてきました。長年の伴侶のような存在を失った人の心を慮る時、無理せず、悲しいままに泣いていい、と思います。そして、ずっと忘れなくていい思い出を抱え、自身の健康を大切にしながら、また幸せを取り戻してほしいと願っています。

Story 20

注射器を持つ手が震える

若年看護師の悩みを解消したものは？

私も、医師として、患者さんに注射を施す機会がありますが、逆に予防接種や健診などで採血を受ける場面もあります。そんな時、注射針を刺す医師や看護師に対しては全幅の信頼を置いています。その道のプロが、血管から注射針を外したり、手を震わせたりするとは、ほとんど想像もせず身を任せます。しかし、注射器を握る専門職であっても、その時のコンディションに好不調はあるものです。これは、ある若手看護師の苦心と成長のエピソードです。

初めての試練に直面して

アオイさん(22)は、ある総合病院に看護師として入職して1年半ほどになります。内科病棟に配属され、忙しい毎日でしたが、職場の人間関係にも恵まれ、順調に勤務していました。採血などの手技にも慣れ、仕事のストレスを感じることもほとんどありませんでした。ある深夜勤務の翌朝、数名の患者さんの採血が待っていました。前夜には急患の入院が続き、仮眠もとれなかったアオイさんでしたが、先輩看護師のチヒロさん(30)と共に順々に採血を施していきました。最後に待つのは病棟の一番端の病室に入院中の患者マリコさん(54)でした。アオイさんが、マリコさんと接するのはこの時が初めてでした。廊下を歩きながら、アオイさんは軽く疲労を覚えつつ、隣のチヒロさんに話しかけました。

「さすがに眠いし、おなかも空きましたよねえ」

「キツかったけど、アオイちゃん、よく頑張ったね。でも、次が問題かな……」

チヒロさんによると、次の患者マリコさんは、前腕や肘の血管がわかりにくく、採血が難しいとのことでした。アオイさんは少し動揺しましたが、この日の業務の最後でもあり、気を引き締めて病室へ向かいました。

プロに代わってよ！

マリコさんは、寡黙で温和な人に見えました。アオイさんは、あいさつして、マリコさんの手首から肘にかけて、採血に適した静脈を探しました。左手の親指の付け根から手首に伸びる静脈を見つけましたが、表層から深い所にあり、なかなか浮き出てくれません。アオイさんは、（ここ……ですよね？）と、チヒロさんの顔を見ながら小声で問うと、チヒロさんは、しっかりうなずいてくれました。

1度目、注射針が血管を外しました。しかし、「ほかの血管はもっと難しいだろう」と思ったアオイさんは、そのまま針を抜き差ししながら、しばらく血管を探りました。結局、血液は採れず、アオイさんはマリコさんに詫びながら、いったん針を抜きました。アオイさんにとって、採血では初めての失敗でした。気を取り直して、別の部位から再度針を刺し入れようとしましたが、思わず注射器を持つ手が震え始めてしまいました。

すると、その時、

「ちょっと、プロに代わってよ！」

と怪訝そうなマリコさんの声が、病室に響きました。すかさずチヒロさんは、呆然としているアオイさんを抱えるように脇に寄せ、自ら採血を交代しました。ベテランのチヒロさんでも、マリコさんの血管は見つけにくかったようでしたが、なんとか右肘の静脈を確保して、採血が完了しました。看護師二人でマリコさんに挨拶をして、マリコさんも機嫌を直してくれた様子でした。

自分だってプロなんだから、もう二度と……

二人は病室を出て、ナースステーションに向かいました。

「チヒロさん、ありがとうございました」

「いやいや、難しいケースだよ。アオイちゃん、落ち込まないでね」

こうして、夜勤を終えました。

病院から帰宅したアオイさんでしたが、疲れているはずなのに、眠れそうにありません。さっきまでの空腹感も失せてしまったようでした。脳裏には、マリコさんの不機嫌な顔が浮かび、注射器を持ちながら震えた右手の感覚が、ありありと残っていました。

その夜、アオイさんは、チヒロさんとＬＩＮＥでやり取りをし、採血の失敗を慰められると同時に、これからもいろいろなケースに慣れていくしかないと励まされました。アオイさんは、先輩の励ましに応えるためにも、「自分だってプロなんだから、もう二度と注射器を持つ手が震えてはいけない！」と強く思ったそうです。

しかし、それがかえってアオイさんの緊張感を強める結果となってしまいました。その後、採血しようとするたびに注射器を持つ手が震えるようになり、何度か先輩に代わってもらう事態が続きました。そんな自分のふがいなさが悔しくて、同僚に何度も採血の練習につきあってもらい、懸命に手技に慣れようとしました。けれども、その練習でも手が震えることがあり、どんどん自信を失ってしまいました。アオイさんは、この時の心境を「心が折れた」と、後に私に話してくれました。

手が震えることは「失敗」ではない

数日後、アオイさんは、チヒロさんの勧めで、当時、同じ病院に勤めていた私のところに相談にやってきました。医療従事者の中には、注射などの際に手が震える悩みを持った人は少なくありません。私は、アオイさんの落胆と不安を傾聴し、次のようなことを伝えました。

①手の震えを克服した先輩たちは、たくさんいる

②手の震えについて、周りのスタッフに公言するのもいい
③心が緊張すると筋肉も緊張する。逆に、筋肉をほぐすと心もリラックスできる

③の具体的な方法として、手指から順に全身の筋肉をいったん収縮させた後、一気にゆるませる「筋弛緩法」を紹介し、毎晩眠る前に行うよう勧めました。勤務中にできることとしては、筋弛緩法の簡易版（鉄棒の懸垂の時のように、両手をグーに握って、手首から肘の順に曲げて脇を締め、肩をすくめたまま10秒間力を込めた後、一気に緩める）を繰り返して見せました。先輩のチヒロさんも部屋に招き入れ、3人でこれを繰り返してみました。

無謀な闘いをやめて、気づいたこと

医療従事者は、常に「失敗は許されない」という思いで働いています。失敗を恐れるあまり筋肉がこわばり、手が震えるのは生理的な（自然な）現象で、それ自体は「失敗」ではありません。一時のアオイさんは、「いかにも失敗しそう」と患者さんから見られがちな自分の姿（手の震え）を失敗と決めつけ、体の自然現象と闘おうとしていたようです。

そんな無謀な闘いをやめたアオイさんは賢明でした。その後、チヒロさんたち先輩や同

僚に、「私、最近、手が震えやすいんで、困ったら助けてやってくださ〜い」など、むしろ明るくカミングアウトし、筋弛緩法も続け、コンディションの調整に努めました。
そして、「いつのまにか」といった経過で、手の震えを克服していきました。

医学的には「振戦《しんせん》」といわれる手の震えには、いくつか種類があり、それぞれ治療法が異なります。アオイさんのように、不安や緊張感が原因となる振戦には、抗不安薬やＳＳＲＩ（選択的セロトニン再取り込み阻害薬）などの薬剤を併用する場合もありますが、一般的には筋弛緩法などの心身医学的なアプローチが奏功することが多いものです。

Story 21

私は「うつ病」などではない

メンタル不調を否認する会社員が治療と向き合うまで

仕事のストレスや過労の持続は、睡眠や休養の時間を圧迫し、精神（脳）作業疲労を蓄積させることで、脳内におけるストレス適応の破綻を招く場合があります。その結果、ホルモンバランスの乱れ（視床下部、下垂体、副腎皮質系など）から前頭葉の機能低下につながり、注意・集中力が低下してしまいます。ちなみに、前頭葉は知覚や感覚、判断力や理性をつかさどっている場所です。そのため、仕事のミスが増え、根気も活気も続かなくなることから、「いつもと違うこと（事例性）」として、周りの人が「うつではないか」と気づく場合があります。ここでは厚生労働省の「うつ対策推進方策マニュアル」にある「7つのサイン」が参考になります。

●うつ病を疑う7つのサイン——周囲が気づく変化（厚生労働省）

以前と比べて表情が暗く、元気がない
体調不良の訴え（身体の痛みや倦怠感）が多くなる
仕事や家事の能率が低下、ミスが増える
周囲との交流を避けるようになる
遅刻、早退、欠勤（欠席）が増加する
趣味やスポーツ、外出をしなくなる
飲酒量が増える　　など

私は「心の病」などではない

エモリさん（53）は、造船大手の技術系管理職です。担当する工場の製造ラインのシステムを更新する作業に追われ、多忙な毎日が続いていました。技術職らしく真面目で几帳面な反面、慢性的な過労や睡眠不足に陥っていたにもかかわらず、自身の健康には、無頓着なタイプだったようです。数年前から、高血圧と糖尿病予備軍のため、かかりつけの内科医院に通っていましたが、その年の秋口になり、血圧と血糖値ががかなり上昇してしまいました。あわせて、表情に活気がなく、通院予約の日時を何度か間違えたことなどを心配した、かかりつけ医のT先生から、私のストレス外来に紹介がありました。

初診の患者さんに書いてもらう問診票、それに不安と抑うつの調査票（自記式質問紙）を見ながら、私は診察を始めました。エモリさんの問診票に書かれていたことは、「T先生からの紹介」「高血圧」「ストレス」「他に困ることはありません」だけで、あまりにも簡潔すぎるのがかえって気になりました。抑うつの調査票では、多くの質問に対して「問題ない」「該当しない」に○がついていました。

私が、「T先生からのご紹介ですね」と切り出すと、エモリさんは「血圧が高いままなのは、ストレスのせいだろうと言われましたので」と無感情に言葉を返してきました。そこで私が「この書類には、お困りのことはないと書かれていますが」と尋ねると、「時期的に忙しいだけですよ。うつ病とか心の病などではありませんから」と素っ気なく、断定的な言い方を変えませんでした。言葉も口調も、拒否的ですらありました。

とはいえ、こうして精神科に来たことが「不本意」と感じることは責められない、とも私は思います。多くのサラリーマンに共通した傾向ではありますが、「忙しい、ストレス、高血圧」は比較的素直に受け入れられるのに、「心、うつ病、精神」については話題の共有が難しそうです。ただ、紹介状を持って、今日ここに来られた事実には、必ず何らかの意味があるはずです。

そんなエモリさんの態度にも少しずつ変化が

そこで、「お忙しいのだとは思いますが、血圧も血糖値も高いままで、よくありませんね」と言うと、「はい、そうですね」と相変わらず冷淡に答えたものの、次に私が「内科のT先生のところだけで済めばよいのに、こちらまでご足労だったことでしょう」と振ってみると、「はい。あ、いえ。まあ、そうですね、ハハハ……」と、表情や態度にわずかな変化が見て取れました。かすかな愛想笑いのようにも解釈できますが、診察の場であまりにドライに振る舞ってしまったご自身の態度を少し省みたようにも思えました。

そのタイミングを見て、私からもう少し突っ込んだ質問をいくつか続けました。

- どんな仕事なのか
- 最近の時間外労働は実質何時間くらいか
- 通勤にかかる時間や睡眠時間はどれくらいなのか
- 通勤時の混雑の度合い（電車などの混み具合）

・睡眠中の中途覚醒などはないか
・起床時の血圧はどのくらいか
・休日に運動はできそうか
・おいしいものはおいしく食べられているか
・自宅で測定できる血圧計はどこで買えるか

どれも、仕事と休養のコントラストや睡眠、体調管理など、エモリさんの日常に焦点を当てた問答ばかりです。それに加え、彼の勤務先で行われたTVドラマのロケ、社員の家族や子どもたちを対象にした船舶見学のイベント、船舶のJIS規格についてなど、エモリさんのフィールドに話題を広げ、ゆっくりと対話を続けました。

その頃には、エモリさんも、「先生は、船のことにもお詳しいですね」とずいぶん心をオープンにしてくれたようです。「ええ、瀬戸内の港町の出身ですから」と、私の故郷である広島、尾道についての話をきっかけに、観艦式の様子や船が好きで、何度も造船所に見学に行かせてもらった子ども時代のこと、そして、私が産業医になってから知った工場内の厳しい安全管理やKYT（危険予知訓練）などに話題が広がり、エモリさんとのチャンネル共有ができるようになっていきました。

その流れで、そろりと「たしかに仕事量が多く、お疲れかと思いますが、T先生がご心配されているエモリさんの現状には、根本的な原因がありますね」と、話の軌道を移してみました。

これに、エモリさんは、「一体、どういったことでしょうか？」と、診察室に入ってきた当初とは違って、少し心配そうな表情を見せました。そこで、

「睡眠不足が、体と脳に影響しているレベルかと思われます」と切り出すと、

「それは……、血圧のことですか？」とさらに前向きな姿勢で返答されました。

「心」より「脳と体」の問題にフォーカスを当てて

私は、治療導入の下準備は整ったと感じました。そして、これまでの情報からエモリさんの状態を整理し、ゆっくりと穏やかに伝えました。

「月間100時間以上の時間外労働があり、エモリさんの通勤事情も併せて逆算すると、毎日4時間以下の睡眠しかとれない生活となっています」

「これにより、ストレスホルモンの一種である『コルチゾール』などのバランスが乱れているようで、それが血圧や血糖値の上昇を招いています」

「睡眠中の中途覚醒から、次第に不眠傾向にもなっているようですね。それが脳の機能、特

に前頭葉に影響し、普段なら起こさないようなミスをしたり、約束の日時を間違えたりなどが、すでに現れているように思います」

「自分らしくないミスを自覚すると、知らず知らずのうちに活気が奪われてしまい、周囲にも元気がないと映っているかもしれません」

現実に、どれもエモリさんご自身に思い当たる節があるはずのことばかりです。

社会人、特に集団の中で仕事をしているサラリーマンにとって抵抗感の強い「心の病、うつ病」という言語を避け、忙しさゆえのストレスから現在起こっている状況について説明していきました。休みたくても休めない管理職へのねぎらいを込めて、

「本当にお疲れのことと思います」と言葉を添えました。


それに、エモリさんは応えてくれました。

「よくわかりました。このままではいけませんね。どうしたらいいでしょうか?」

「休日は週1日でも確保して、『睡眠負債』を返す生活をすることです。オフの時なら、昼間もいくら寝てもいいです」

「睡眠負債、ですか?」

「そうです。毎日の睡眠不足の蓄積を表した言葉です。人間は、睡眠に関して、貯蓄はできませんが、借金の返済はできるようですよ」

睡眠不足がもたらす前頭葉機能低下という理屈から、セロトニンなどのバランスを保つ必要性について説明し、薬も処方し、次回の外来の予約を入れていただくことができました。

相手と共有できるチャンネルを見つけること

社会人なら誰だって「心の病」「うつ」と診断されれば、驚き、ショックを受け、それを否定したくなります。ただし、診断名、病名は単なる「記号」のようなものです。本当に大切なのは、表層的な記号の背景にある状況を理解して、いかにそれをいい方向に修正していくかでしょう。うつ傾向、〝ココロブルー〟になっている人に対しては、話題のチャンネルを共有することで理解を進めていくことが必要だと思います。

これは医師と患者さんの関係に限ったことではありませんが、「この人は、どんな話題に関心があり、喜ぶのか？」について、ノンバーバル（非言語的）にも感じ取り、理解することは、コミュニケーションを円滑に運んでくれます。そして、同調するチャンネルが見つかれば、それをどんな波長で伝えるべきかが次の課題です。情緒に語りかけるナラティブ（物語性）が伝わりやすいのか、それとも論理的に科学的なエビデンス（実証性）を説くほうが効果的なのかは、人によって異なるでしょう。

共有できそうな話題の種類や関心のレベルを探っていくプロセスは、その後の関係に必ず活きてきます。このエピソードもそうであったように、患者さんの過度の防衛的な姿勢(ガード)を緩めようとする意図だけではなく、少しずつでも関心のある話題から、共有できるチャンネルを探すことが、問題解決への糸口になることを実感しています。

Story 22

相次ぐ自殺に思ったこと

家族との結びつきは救いになるか

長かったコロナ禍、新型コロナウイルスの感染拡大は、想像を超えた「負の変化」を私たちの日常にもたらしました。そんな中、2020年には、人気にも実力にも恵まれた複数の俳優が相次いで自らの命を絶ちました。自死に至った本当の理由はご本人にしかわかりませんし、周囲が無責任に邪推すべきではありません。ただ、なぜ自分から死へと向かってしまう人がいるのか。自殺の連鎖があるとしたら、それはなぜなのか。身近にいる家族が救いにはならなかったのか……。こうした疑問について、あらためて考えてみたいと思います。

トンネルビジョン

生と死。その両方の間には大きな断層があるように、私たちは思っています。健康で心穏やかに生きている人にとっては、どんな困難がやってきても、死へのスイッチを押す決断にまでは容易には至らず、万が一、そこに考えが及んでも、ためらいが生じるものでしょう。それでも、自死への「勢い」が「迷い」に勝ってしまう時には、「トンネルビジョン」と呼ばれる、心理的な視野狭窄に陥っていることがほとんどです。人生において難しい局面に遭い、ほとんど明かりの見えない暗がりに囲まれたと感じた時、「自分にできることは何もない。思い当たるのは、唯一、死を選ぶことだけ」というトンネルビジョンに陥ってしまう人がいるのです。

「死のスイッチ」を選ばせてしまう連鎖

2020年に、人気俳優らが次々と自死を選んだことに、誰もが驚き、悲しみ、そして「なぜ、連鎖的に発生してしまったのか……」と疑問を感じました。本当の理由はそれぞれ異なるはずですが、周囲から見れば、「容姿に恵まれ、仕事も順調そうで、恋愛や家族関係の問題もなさそうに見える人ばかり」だったので、なおさらです。

本当に、自殺の連鎖はあるのでしょうか。それぞれの人にとって、また置かれた状況によって、「生と死」のギャップは異なるはずです。トンネルビジョンに陥って、遂に死のスイッチを押してしまった人にとっては、本来は大きな断層が隔てる「生と死」のギャップが小さく見えた可能性が大きいのです。それに加え、自殺が連鎖している背景には、すでに死へのスイッチを押してしまった人が他にもいて、「自分だけではない」と考えてしまうことが推察されます。

「死を選ぶのは自分だけじゃない。あの人だって……」と。その「トンネル」の中にいる自分にとって、先んじて死のスイッチを押した人が、自分のよく知っている人だったり、有名人だったりすれば、「生と死」のギャップはさらに小さくなってしまうかもしれません。

さらに、日本人の特性も考えられます。特にネガティブな行動について、私たち日本人は、自分だけが突出してしまうことを避けたがる傾向があります。「批判されそうなこと」や「前例のないこと」はやりたがらない人が多いはずです。そうした傾向が、抑制、禁止、自己規制として働くことで、「自分だけが、早まったことをしない」というブレーキの役割を果たしています。それが、「あの人もやった」という前例を想起した時、本来なら簡単に押せないスイッチを押しまうことは想像に難くないでしょう。自殺が連鎖する可能性には、この「自分だけではない」という心理が影響し合って起こることが考えられます。

「隠れられる場所」「日陰」の少ない現代

著名人、芸能人などは典型的ですが、常に日の当たる場所にいることで、絶えず多くの人の目にさらされることになります。その結果、ほっと安らげるような「隠れられる場所」が乏しくなっていくことが想像されます。眩《まばゆ》い日向ばかりで、逃げ込める日陰のない街があったとしたら、それは過酷な環境でしょう。スマホを持つのが当たり前の時代になり、誰もが通信機能のついたカメラを持ち、さらにSNSなどで簡単に広く情報を拡散できることで、著名人にとっては、以前にも増して、物理的にも心理的にも「隠れられる場所」が少なくなった実感があるだろうと思われます。

身近な家族との結びつきは、誰にとっても救いになるのか？

そして、それが著名人であれ、一般人であれ、誰かが自死を選んでしまった後に、よく言われるのは、「身近な家族との結びつきがあれば、救えたのではないか」ということです。結びついている家族が近くにいれば、どこかの瞬間で救い出されたかもしれないという考え方です。絆やつながりという言葉は、結びつきの大切さや美しさを表し、例えば窮地にあっても一致団結して、支え合いながら頑張ろうという気運を高めてくれるものだと思います。

しかし、集団の中に存在する個々の心理は、それほど単純なものではありません。ここでは、家庭機能不全等ではなく、一般的にあるべき姿としての家族に焦点化しますが、自立した大人の場合、その立場に見合った振る舞いが求められます。親になれば、子どもから頼られ、お手本としての役割（ロールモデル）が期待されます。逆に、子どもの立場では、親やきょうだいから、愛情とともに何らかの期待を受けていることが多いでしょう。ただ、こうして、それぞれが受ける「期待」が、かえって自分の弱い部分やわがままを簡単にさらけ出させなくしている場合もあるでしょう。日本独特の「恥の文化」にも関わることかもしれませんが、自分が受けている愛情や期待に応えられていないとか、不甲斐ないと思い込むがゆえに、自分が「本当は、できないんだ、ダメなんだ」というような実情を訴えることが、とても難しくなっている可能性があります。つまり、役割や結びつきが、かえって心情を吐露することの障壁になる場合もあるわけです。本来は「隠れ場所」となるべき家庭が、日向から帰ってきた日陰でなくなってしまった時、身近な結びつきの存在は、救いになるとは限らないでしょう。

「一人で何役も」「ちゃんとしてなきゃいけない」意識を解《ほど》く場所

人がストレスを被る場所は、一つとは限りません。多くの人が、社会での仕事上の立場、街の住民、家庭内の役割など、複数のキャリアを抱えています。そのため、日頃から何らかの関わりをもつ社会の至る所にストレス因が潜んでいることは、誰もが理解できるはずです。社会でも家庭内でも、自分の役割を卒なくこなさなければいけない人が、何らかのストレスを抱えている状況に、別の意外な場所から、さらなるストレス要素が加われば、ストレスによる反応（不調）が一気に早く進んでしまうという理論（ＮＩＯＳＨのストレスモデル）があります。仕事のストレスを抱えて疲れている人に、例えば、家族との仲違いや非難、会話の乏しさなど、「やさしくない」状況が待っているなら、追い打ちのようなストレス反応が起こるのは必至でしょう。逆に、家庭が和やかな雰囲気に包まれていて、外から帰って「よそ行きの」服を脱ぐように心休まる場所であるならば、ストレスに塗《まみ》れた一日から解放されることでしょう。

結びつきが、アンカー（錨）になれる時

ここまでのお話をまとめると、結局、家族との結びつきが、互いに「ちゃんとしていてね」という期待を懸ける傾向だけが優勢なものならば、それが救いになるとは限らず、「言いにくいこと」を増やしてしまうことにつながりかねません。そうではなく、家族という結びつきが、本来の温もりや理屈の無い味方（バディ）として機能した時、家の中では「ここだけの話」ができる。そして、ここだから悩みや弱音を吐きだせる場所になる。そうなれたなら、家庭は、つらい時の日陰、いざという時の逃げ場、救いになりうるのだろうと思います。

親は子に、子は親に、夫婦やきょうだい同士で、（その人が）家の外でどう振る舞ってい

るのか？　傷ついていないか？　責められるような目に遭っていないか？　等のシーンを想像して、もしつらそうならば、誰よりも守りたく、かばいたくなる心性を持つことが確かめられたらいい、と思います。誰もが、互いに社会や家庭内で、いくつもの役割をこなしていることにあらためて着眼して、労いを伝え続けることで、船のアンカー（錨）のように強い支えになれるのではないでしょうか。

冬

winter

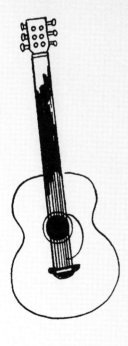

Story 23

離れて暮らす母親が「うつ」に？

〝ちょっと頭、打っただけやのに……〟

先般のコロナ禍や、仕事の繁忙期などには、なかなか帰省できず、離れて暮らす老親と会えないこともあります。しかし、しばらく顔を合わせないでいると、老親は年を重ねるだけではなく、健康上の問題を抱えてしまっていることも少なくありません。また、自身が歩行中につまずいたり、転んでしまったりすることなどは、わざわざ子どもたちに告げない高齢者もいます。自身の老化を情けなく思う気持ちと、子どもたちに心配をかけたくないという気遣いゆえのことでしょう。しかし、些細に思える出来事が、やがて深刻な健康問題に発展してしまう場合もあります。面と向かって会えなくても、日々の出来事を電話で伝え合うだけでも、老親の微妙な変化に気づくことができるものです。

2週間ぶりの電話で感じた母親の異変

ある企業に勤める東京在住のサキさん（38）は、普段から残業が多く、産業医である私の面接をこれまでにも何度か受けています。そのたびに、疲労度のチェックや問診を行いますが、大きな問題はなく、彼女の明るいキャラクターもあって、短時間の面接で終わっていました。ところが、ある日の夕刻、サキさんは「相談がある」と私を訪ねてきました。自ら相談を申し出るわけですから、余程の心配事があるのかもしれません。話を聞いてみると、サキさん本人についてではなく、母親ミツエさん（66）についての相談でした。ミツエさんは、関西の小都市で一人暮らし。過去に大病を患ったことはなく、現在は町のボランティア活動に参加していました。

それは、東京で新型コロナウイルスの感染が拡大していた時期で、サキさんは春以来、半年近くの間、母親のもとへ帰省できていませんでした。週末に電話でお互いのことを話すことはありましたが、ミツエさんはいつも元気そうで、サキさんは何の心配もしていなかったようです。私の相談室へやってきた当時、サキさんの仕事は繁忙期で、連日、帰宅が夜遅くなっていたため、なかなか電話をすることさえできずにいたとのことでした。

サキさんは心配そうに言いました。

「昨夜、2週間ぶりに母に電話したら、普段と違い、なんとなくぼんやりしている様子が受話器越しに伝わってきたんです。会話していても元気がない。私が何か尋ねても、返事は遅いし、声も小さくて……」

「それは心配ですね。お母さんには、かかりつけの病院などはないのですか？」と私が尋ねると、ミツエさんは高血圧で近くの内科医院で診てもらっているとのことでした。そこで、その先生への受診を勧め、心配なら、思い切って帰省してもいいのではないかと伝えると、サキさんは「今夜、母に伝えて、まずは受診させます」と答えました。さらに心配があればメールで知らせるように伝え、その日の相談を終えました。

暗い表情、鈍い動作に涙が

サキさんからメールが届いたのは翌12月のことでした。私と面談した翌日に、娘に促されたミツエさんがかかりつけ医を受診したところ、「うつ」を疑われ、地域のA総合病院の精神科に紹介されたそうです。受診はその数日後の予定でした。心配になったサキさんは上司に相談し、すぐに帰省することにしました。ＰＣＲ検査場で陰性証明をとり、新幹線に飛び乗るように、母の待つ実家へと急ぎました。

半年ぶりに会った母は、ずいぶん年老いて見えたそうです。久しぶりの娘との対面にもかかわらず、たいして喜ぶ様子もなく、伏し目がちに暗い表情で、動作も鈍くなっていたそうです。その姿に、サキさんは、涙をこらえきれませんでした。ただ、同時に疑問が浮かびました。最後に電話で話してから、わずか2週間ほど。急にうつ病などになるものだろうか？

風呂場で転倒したことから

翌日、サキさんはミツエさんを連れてA総合病院の精神科を受診しました。担当医が、ていねいにミツエさんへの問診と神経学的診察を進めた結果、重要なことが判明し、サキさんの疑問は氷解することになりました。ミツエさんは1カ月ほど前、風呂場で足を滑らせ、浴室の壁に軽く頭をぶつけてしまったそうです。軽い打撲で傷もなかったため、本人はあまり心配せず、サキさんにも知らせないままでいたのです。

頭部CT、MRI検査の結果、「慢性硬膜下血腫」との診断となりました。医師は、「頭部打撲によって細かい血管から出血し、それが少しずつ溜まり血腫となってきた。ミツエさんには高血圧があり、出血しやすかったことも関係していそうだ」と説明しました。想像もしていなかった診断結果を告げられ、母娘ともに驚いた様子でしたが、担当医は、「大きくなった血腫に圧迫され、脳の働きが鈍くなってきたと考えられる。典型的な慢性硬膜下血腫の経過で、その血腫を取り除くことで、神経、精神の働きが回復することが期待できる」と治療方針を伝えました。

ちょっと頭、打っただけやのになあ……

すぐに入院となり、脳神経外科で血腫除去の治療が進められることとなりました。サキさんは、しばらく母のそばにいるために、状況を会社の上司に伝えました。それを受けて、会社から産業医の私にも意見を求められたので、「ある程度長い期間の経過観察も必要だと思われる」と伝えたところ、社内の業務調整が図られ、サキさんは相応の年休を取得できる流れになりました。

間もなく手術となり、ミツエさんの血種は無事に除去されました。

「ちょっと頭、打っただけやのになあ……」

回復したミツエさんは、サキさんに、そう言って微笑んだそうです。普段は、あっけらかんとした性格の母娘が、しんみりと手を握り合ったのは、初めてのことかもしれない——。

サキさんからのメールには、そう書かれていました。

手術後、経過観察と通院が必要だったため、サキさんは、しばらく実家に滞在しました。母親の様子が落ち着き、年休期間が終わった後に会社へ復帰し、週末などに可能な限り帰省していました。とはいえ、親の世話と仕事を簡単に両立させられるような距離ではありません。熟考した末に、サキさんは、関西の事業所への転属を希望したようです。

「普段とは違う様子」に気づくために

高齢者の「うつ状態」は、不眠、疲労や心理的ストレスから起こる「うつ病」ばかりではなく、脳内の血流や代謝に支障をきたす器質的な病変（出血や梗塞、血腫、腫瘍などによるもの）や、甲状腺や下垂体などが影響する内分泌の乱れが原因となることが少なくありません。私自身、今回のケースのように、軽い打撲が血腫をきたし、それが原因で、うつ状態になった患者さんを何人か診た経験があります。一人暮らしの高齢の近親者がいる人は、どんなに些細に思われる出来事も、可能な限り知っておきたいものです。

事情があって、なかなか会えない老親には、可能な限り電話や顔の見える通話アプリなどを使って、まめに連絡を取り合うことが大切です。そうすることで、初めて「普段とは違う様子」に気づきやすくなれます。毎日は難しくても、決まった時間帯に定期的に連絡することで、独居の高齢者なら時間への感覚を保つことにつながりますし、就寝前の安心を促す効果もあるでしょう。

Story 24

おさまらない過呼吸発作

社会的タブーの告白が治療の転機に

突然見舞われた過呼吸発作

ユミコさん（37）は、数年前に離婚し、保育園に通う長男と2人暮らし。デパートに勤務するシングルマザーです。お客さんにも職場の同僚にも愛想がよく、礼節正しい接客ぶりが評判でした。

ある年の12月下旬、仕事が忙しくて疲労が重なったのか、帰宅後に突然の息苦しさと動悸に見舞われました。咄嗟のことで、どうしたらいいのか迷いましたが、近くの内科医院を時間外に受診しました。「過呼吸発作」との診断で、抗不安薬の処方を受け、服用すると落ち着き、その晩はぐっすりと眠りました。

しかし、その後も唐突に手のしびれ感や息苦しさを覚えて、仕事を休みがちとなり、1月上旬に総合病院の心療内科を受診しました。薬剤による外来治療が始まりましたが、過呼吸発作や両手のしびれは完全にはなくなりませんでした。次第に、気分は落ち込み、何事にも気力が湧かなくなってしまったため、医師の勧めもあって、しばらく休職することとなりました。

笑顔の裏に隠された思い

心療内科の担当医から、当時、私が勤務していた病院に紹介があり、休職期間には長男を自分の実家に預け、入院治療を行うことになりました。

入院後、薬を変更したり、量を調整したりしたことで、ユミコさんの気分は安定し、表情も明るくなっていきました。ただ、私から見れば、逆に明るすぎるような彼女の振る舞いが気にかかっていました。問診の際に気分について尋ねても、「今は大丈夫です」と、これ以上ないような笑顔で答えることがほとんどでした。

入院後2週間が過ぎ、過呼吸の発作も出なかったため、週末に実家への外泊を試みました。ところが、外泊2日目の夕刻、ユミコさんは意識不明に陥り、病院に救急搬送されてきたのです。

身体面の救急処置を施しつつ経過を見たところ、手指のけいれんや突発的な過呼吸が数回見られた後に、ようやく彼女の意識が戻ってきました。

「……ごめんなさい」

小声で、そう繰り返す様子は、それまで過剰なまでに明るく振る舞っていた彼女とは別人のようでした。

症状が落ち着き、問診が可能な状態になったため、診察室に移動しました。

冷静に丸椅子に座ったユミコさんは、「もう大丈夫です」と言い、その後、意外なことを切り出しました。

まるで「懺悔」のように……

「じつは、先生に嘘をついていました」

「嘘って？」

「外泊中、家にも実家にも寄らなかったのです。すみませんでした」

入院中の患者さんには、外泊先を届け出てもらう決まりになっているのですが、彼女はどうやら別の場所にいたようでした。

「話せることだけ、聴かせて下さい」

彼女の安静を促すため、できるだけ面接は短時間にするつもりでした。ところが、それまで冷静に振る舞っていたユミコさんは、いきなり両手と顔を目の前の診察机に投げ出すように突っ伏してしまいました。私は、その急激な変化に当惑しながら、「病室に戻りましょう」と促したのですが、やがてそのまま彼女は嗚咽を始めました。私の目には、まるで「懺悔している」かのように映りました。

すぐにでも過呼吸発作が再発しそうな雰囲気だったため、まずはユミコさんをもっと気楽で穏やかな環境に移してあげなくては、と考えました。彼女が座っていた小さな丸い椅子は、病院の診察室によくある背もたれのない固いスツールです。とても安楽なものとはいえません。まるで懺悔のように、自罰的にもみえる状況から、解放してあげたほうがいい――。

「これは、誰にも言ってないことなんですが……」

彼女が、そう言葉を続けようとしたタイミングで、私は「場所を変えて、聴きますね」と廊下を挟んだ談話室へと誘導しました。そこには、もっと座り心地のいい厚いソファがあり、暖色のインテリアが心地よいことをユミコさんも知っているはずだからです。談話室に入ると、よろけながらソファに身を預けたユミコさんは、しばらく無言でした。

促された吐露は、タブーの告白

さっきまで座っていた診察室の固い椅子と、「今、ここ」の柔らかなソファとでは、座り心地も囲まれる雰囲気も違うことを体感してほしい——。そう思ったため、彼女が「つらい」と感じていただろうことは、私からは、あえてすべて過去形にして、語りかけ続けました。

「診察室の固い椅子では、話すのはちょっとしんどかったかもしれません。ここではゆったり、楽にしてくださいね」

「誰にも言えなかったことがあったのですね。それを心の中に抱えていたまま、つらかったのですね」

「ユミコさんは、どこか無理していたみたいに感じました。明るく振る舞っていたのが、かえって心配でした」

ようやくユミコさんは、心の中に抱え込んでいることを話し始めました。

彼女には以前から、職場で知り合った妻子ある男性との交際があったのでした。その相手には、仕事のことも子どものこともよく相談し、彼はいつも頼もしい助言をくれていたようです。離婚前、ユミコさんの前夫には、過度な飲酒と暴力的な性癖があり、彼女は長い間、耐え難い日々を送っていたそうです。当時から、夫とは対照的な存在として、やさしく話を聴いてくれていたのが、その男性でした。

今回の外泊でも、その男性と会う約束をしていたようでした。ところが、当日になって、彼の家庭の事情で、会うことを断られたとのことでした。ときめくような期待と、頭では予測されていたタブーの顛末との間で、彼女の心中では濃密な葛藤があったと思われました。その末に、ユミコさんは、決心を固めることにしました。

もう彼には会わない——。

自分自身がつらい時に、いろいろ頼りにしていた気持ちは、やがて家庭のある男性をただ慕うことに変わっていました。一方で、相手の家族のことを思うと、後ろめたさに耐えられなくなってもいました。もちろん、今まで以上の関係を期待しても、それがかなわないことはわかり切っています。ユミコさんは、こう言いました。

「いつも心の中に、ぐらぐら居座っていた気持ちを、きっぱり断ち切りたくなった」

「訳《わけ》があった」と聴く勇気

背景に、どんなに厳しい過去があったとしても、不倫は許される関係ではありません。ユミコさんは、前夫からのドメスティック・バイオレンス（家庭内暴力）を受け、子どもを抱えて遂に離婚を決意しました。自分が働いて、女手一つで子どもを育てる覚悟を決め、実際、その通りに頑張っていました。とはいえ、まだ30代の女性です。毎日の生活に追われていれば、「誰かに支えてほしい」という気持ちが湧いてくるのも当然でしょう。そこに、そばで自分の話を聞いてくれて、力になってくれる男性がいたら、思いを寄せることは止められなくなってしまうかもしれません。頭では不倫はダメだとわかってはいても……。そんな経緯で生じた心の葛藤が、繰り返される過呼吸発作として表れてしまったのだと理解しました。

結局、ユミコさんが、悩んだ末に男性との訣別を決めたことは、倫理的に正しい選択です。そんな心のうちを吐露してくれたユミコさんに対して、私は、不倫は肯定できないものの、「犯してしまった、そのタブーに至るには、訳《わけ》があったのです」と伝えました。

治療の転機となったもの

ユミコさんは、不倫相手の家族に対する後ろめたさを抱えながら、「自分には幸福な毎日は来るはずがない」「過呼吸もずっと治まらない」と考えていました。そんな自責と思い込みが、「人並みの幸せも、心の『安定』も享受してはいけない」という、一種の自己規制行為（禁止行為）となり続けていたようです。診察室で「懺悔の構図」のようにみえた固い丸椅子から大きなソファに座り変え、場所ごと変えたことは、彼女を緊張の極みから弛緩へと導き、心中の吐露を促せたのかもしれません。また、私は精神科医として、患者さんに道徳観だけを強いることはしたくありません。社会的なタブーを肯定するのか？　と誤解される可能性があっても、治療的には、この時のユミコさんには「訳があった」と解釈し、そう伝えるのがよいと思えたのです。

その日を境に、ユミコさんの状態は好転し、翌週には退院していきました。厳しい境遇にいる人の思いは、それを心の中に抱え込んでいるだけで、難治性の症状として表れることがあります。かたくなに抱え込んでしまった思いは、簡単に吐き出せるものでもありません。それが罪悪感を伴っているものなら、なおさらでしょう。退院から約半年間、ユミコさんは外来通院を続け、今は享受していい「安定」の毎日に歩き出した様子を確かめることができました。

Story 25

酒浸りの彼女を支えた恋人

医師との一触即発から治療へ

家族でも、友人や恋人同士でも、相手の意志をすべてそのまま認め、許すことが、必ずしも本当の支えにはならないことがあります。特に、アルコールなどの薬物やギャンブル、ゲームなどへの依存症を抱える人の欲望のままの行動を、支え手が温情で許し続けることは、嗜癖の症状を進行させることにつながります。こうした支え手の心情自体は、むげに責めがたいものですが、結局は「イネイブラー」（可能にさせる人＝enabler）と呼ばれる、状況を悪化させる存在になってしまいます。

わがままな彼女に振り回される彼

アケミさん（21）とマサオさん（23）は交際を始めて2年になります。当時、私が勤めていた総合病院の内科に、アケミさんはアルコール性肝障害で入院していました。その数カ月前から、彼女が勤めていたカラオケスナックの客足が乏しくなったことが、アケミさんの飲酒量が増えた原因でした。マサオさんは、ある会社の運転手の仕事を務めた後、アケミさんのいる店を毎晩のように訪ねますが、いつも酔っ払っている彼女のことが心配になっていました。日中も体がだるそうで、毛布にくるまり横になってばかりいます。部屋も散らかり、だんだんと彼女の暮らしは荒《すさ》んできました。

その姿を見かねたマサオさんが、「ちょっと飲みすぎじゃないか」などと諭しても、「うるさいわね、まあくん（マサオさんの愛称）に何がわかるのよ!?」と一蹴されてしまいます。普段から二人の間柄では、アケミさんがすべてにおいて主導権を握っており、マサオさんは彼女の行きたいところに車を走らせ、彼女の食べたいもの、買いたいものは、たいていマサオさんがお金を出して、与えている状況でした。いわば、アケミさんの言いなりになって、その行動に振り回されている状態でした。

12月のある朝、出勤中のマサオさんに、アケミさんから電話がありました。

「まあくん、病院に連れてってよ〜」

昨晩も飲みすぎたのか、力のない声で、全身のだるさとかゆみがひどいと訴えました。マサオさんは、出勤中の旨伝えますが、「あたしより仕事なの？　……じゃあ誰か、店のお客さんにでもお願いしようかな？」などと、彼女はマサオさんの気持ちを試すような言葉で振り回します。結局は、この朝もマサオさんは、仕事の合間に彼女の「足」(この当時、よく揶揄された「アッシー」)となり、近くの総合病院へアケミさんを連れて行きました。

病院を抜け出して飲酒する彼女

病院での検査結果は肝機能障害。倦怠感や皮膚のかゆみなどは、その典型的な症状でした。過度の飲酒で、肝臓だけでなく、胆道(胆のうにつながる管)にも負担がかかっていました。内科医は、アケミさんにアルコールを控え、帰宅して処方薬を服用するように伝えましたが、アケミさんは「しんどいんだから！」と強く入院を希望しました。内科医が、それに渋った様子を見せた時、マサオさんは、アケミさんの顔色をうかがうように、強い口調で「なんとかならんのっすか！」と凄《すご》んでみせたのだそうです。内科医も揉め事を避けたかったようで、結局、アケミさんは短期間の予定で内科病棟に入院となりました。ただ、これまで連日飲酒しているアケミさんは、入院後に離脱症状の出現が予期される状態でした。そして、その日の午後、同じ病院に勤務する精神科医の私に、内科病棟から連絡がありました。それを受けて、同日の夕方、私が内科病棟へ往診に向かうとアケミさんの姿は病室にありませんでした。なんと彼女は、病棟に伝えないまま自宅に帰り、いつものように飲酒を始めていたのでした。

翌朝、内科医からの連絡で、あらためて私が病棟を訪ねると、アケミさんは病床の上で酩酊（ひどく酔っ払った）状態で横たわっていました。そのため、当初予定されていた病室から個室に移されており、ベッドサイドにはマサオさんが座り、その脇には二人の看護師が立っていました。自ら望んだ入院だったにもかかわらず、無断で病院を抜け出し、翌朝に酔っ払って病院に戻ってきたわけですから、看護師たちも立腹の様子を隠せません。

私には、アルコール治療病棟の勤務経験がありました。これまでのアケミさんの経緯からして、この機にアルコール依存症治療の専門施設での治療への切り替えが妥当だと考えていました。ただ、当のアケミさんは酩酊状態です。その彼女に、口頭で専門治療を勧めても理解と同意を得るのは難しいため、まずはマサオさんに話してみました。私にしてみれば、肝臓の治療だけでなく、お酒を止めるための依存症の治療が必要なこと、それには専門の治療施設が望まれることを、きっちり伝えたつもりでした。

一触即発の事態に

しかし、この時のマサオさんは、私の顔も見ることもなく、嫌悪感をぶつけてきました。

「しんどいと言ってる患者に、あんたは、出て行けって言うんかい!?」

すかさず、看護主任が割って入ります。

「先生の説明を聞いてください！　これだけ酔ってらっしゃるんだから、しんどいのは当たり前ですよ」

それを受けて、私も「彼女の酔いが覚めてから、あらためてお話ししましょうか？」

と冷静に続けました。マサオさんは、私の目を見ないまま、

「医者として、その態度はどうなんや？　看護師を味方につけて、えらそうにするな！」

あまりにも荒っぽい語気に、アケミさんが、

「まあくん、どうしたん……」と目を覚ましかけますが、再びすぐに眠りに落ちました。

その様子を見て、マサオさんは、しばらく考え込んでいるような様子でした。その傍らで私は、「彼も本当は大変なはずだろう」と考えていました。

ところがマサオさんは、再び私に向かって、再び凄み始めたのです。

「おい！　味方の看護師はここから出ていかせて、サシ（二人だけ）で話さんかい！」

あまりにも予想外の反応に、看護師たちは呆気にとられ、黙り込んでしまいました。

私も内心身構えましたが、とにかく事態の収拾を図ろうと考え、「よし。わかりました！」と看護師たちを病室から出るよう促しました。二人の看護師は心配そうに振り返りながらも、病室を出ていきました。

一転した態度、その本心は……

アケミさんの眠るベッドを挟み、マサオさんと私は向かい合う形になりました。

私はマサオさんの顔を直視しますが、彼は相変わらず私と目を合わせることがありません。状況は、一対一です。暴力を向けるなら邪魔はいないのです。私には、彼の心中には、荒い口調に見合うほどの強い攻撃性は見受けられなかったのです。

そのまま、数秒ほど過ぎて、私のヨミは幸いにも当たりました。マサオさんは、一転して、「先生！　ごめんなさい！」と、突然、私に頭を下げて、こう続けたのです。

「どうしたらいいか、わからんのですよぉ……」

マサオさんは涙を流していました。急に翻った彼の態度に、これまでの心労を見た思いがしました。思いがけない展開に、私は安堵したともに、アケミさんの治療への好機が訪れたことを感じとりました。

眠り続けるアケミさんを挟んで、私もマサオさんもベッドの端に腰かけ、私はあらためてマサオさんに説明を始めました。

「今のアケミさんに必要なのは、断酒と離脱症状のコントロールです。そのためには、酒害の学習や断酒会などの集団プログラムに、なんとか適応できたらいいと考えています。ご本人にとって、始めはつらいかもしれないけど、マサオさんもいっしょに頑張ってほしいと思います。どうですか？」

マサオさんは、しばらくうなずいた後、初めて私の目を見て、答えてくれました。

「はい。えっと、なんとか説得してみます。でも、どこに行けばいいのですか」

私は依存症治療を行っている仕事仲間の病院に、すぐに紹介状を書きました。

それを受け取ると、マサオさんは、まだ朦朧としているアケミさんを抱えて車に乗せ、私に頭を下げながら、二人で帰って行きました。病院玄関まで見送りに出ましたが、一緒にいた看護主任が私にこう言いました。

「先生、もうどうなることかと……ハラハラしましたよ。でもこれから、ちゃんと治療に乗っていってくれたらいいですね」

「イネイブラー」からの卒業

翌週の土曜日、マサオさんがアケミさんを連れて、私の外来を訪れました。アケミさんは、最初はアルコール依存症治療の病院へ行くことを嫌がったようでしたが、マサオさんの強い説得で、専門病院で断酒治療を始めることになりました。これまでは、アケミさんの意のままに動いてきたのに、この時ばかりは、依存症の治療を受けることを譲らなかった彼の言葉が、アケミさんの心を動かしたようでした。その後のアケミさんは、私が紹介した専門病院で治療を受け、断酒プログラムを乗り越えていきました。

その間もずっと、マサオさんは彼女を支え続け、数年後に二人は結婚しました。やがて私の元には、二人が小さな子どもと写る姿のポストカードが届きました。

マサオさんにとって、かけがえのない存在であったアケミさんは、日々の仕事によるストレスが契機となり、酒浸りになってしまいました。彼自身が「その瞬間の関係さえよければ」と考えていたためか、彼女に厳しいことは言わず、すべてにおいて「Ｎｏ」を言えない間柄でした。確かに、それでうまくバランスを取っているカップルも存在します。ただ、問題はアケミさんがアルコール依存症になったこと。依存症は、わがままなどではなく、お酒や薬物などがやめられなくなる疾患です。薬物等の依存対象から離脱し、症状から回復するためには、本人の意志が大切なのは言うまでもありません。ただし、人の意志のすぐ隣には欲求があるものです。その当事者と一緒にそれを受け止め、やわらげて、依存対象からの離脱を後押しできるのは、パートナーや家族、友人なのです。マサオさんが「イネイブラー」を卒業できたことは、アケミさんにとって何より大きな支えとなったのでした。

Story 26

リストカットと過量服薬に走った20代女性

言えなかった思いとは？

誰にでも、行動でしか表せなかった思いがあるはずです。思いは、言葉にできれば伝わりやすい。それが頭ではわかっていても、なかなかそれができない時もある。特に自分の在り方を見失いかけた青年期には、周りの人が言うほど簡単に言語化できない思いは、多くあるものではないでしょうか。自傷行為や自殺企図を繰り返す背景には、言葉にできない相応の思いがあった。そんな若い女性のケースです。

夜間救急にやって来た、少年のような女性

私が医師になって間もない頃、総合病院の精神科当直を務めた、ある冬の夜のことでした。「通院中の方が、眠る前の薬がなくなったとのことで来院されます」と連絡があり、初療室に向かいました。そこには母親に連れられて、うつむいたままの女性がいました。

カオリさん（26）は、私の先輩医師T先生が受け持つ外来患者さんで、カルテには「境界性人格障害」とありました。カラフルな半纏《はんてん》を羽織った体は、小刻みに震えているようでした。少年のような短い黒髪は、かきむしったように乱れており、うなだれたまま泣いていました。にもかかわらず、母親は、「先生にちゃんと話しなさいね！」とだけ言い残し、初療室の外へ出て行ってしまいました。

「サカイカオリさんですね。今日、精神科の当直医をしているコヤマといいます」

と自己紹介すると、彼女は嗚咽しながらも、「うん」とうなずいているように見えました。そこで、「処方されていたお薬が、足りなくなったと聞きましたが？」と問いかけましたが、カオリさんからは、何も返ってきませんでした。

夜の初療室は静かです。しーんとして無機質的な雰囲気が、彼女に圧迫感を与えないように、できるだけ穏やかに語りかけることにしました。もう一度、薬が足りなくなったの

か？　について確認をしてみました。しばらく沈黙が続くと、やがてカオリさんは、大きく首を振って、それを否定しました。私が「ちがうの？」と尋ねると、またしばらく無言が続きます。

そのまましばらく反応を待っていると、「ちがう……さっき、夕方に、全部、飲んだ……」と、たどたどしく、小さな声で語られました。

大量服薬、リストカット、強迫的な手洗い……

（大量服薬……か？）

薬袋とカルテを照合すると、2種類の薬、3日分を一気に飲んでしまったようでした。ただし、短時間だけ作用するタイプの睡眠導入剤と抗精神病薬だったため、胃洗浄などの救急処置が必要なほどではないと判断しました。私は、性急な詰問調にならないよう気を付けながら、質問を続けました。

「今、眠くはないですか？」

しばらくして、「大丈夫……」と返ってきました。確かに意識もはっきりしていそうです。そこで、服薬の影響を確かめるために、手首の硬さ（筋強剛＝薬の副作用の兆候の一つ）の有無と、脈を診るために、手首を見せてくれるよう彼女に促しました。その瞬間、カオリさんは、手を差し出すのをためらったように見えました。そのためらいの原因は、右手首の内側にはっきりと現れていました。無数のリストカットの痕が重なっていたのです。私は、その時の彼女の心の内を見せられたように感じました。さらに指と手のひらの皮膚は赤く乾き、荒れています。私の脳裏には、皮脂が落ちるほどに繰り返し（強迫的に）手を洗っている姿が連想されました。

先生に見捨てられた……

私は、これまでのカオリさんのカルテを参照し、彼女に確かめながら、これまでの経過について問診することにしました。その概要から、17歳でひきこもり、不登校、拒食となったカオリさんですが、感情が高ぶった時には、急に声が出なくなり（失声）、吃音の傾向も加わったことで、家族との会話も拒むようになったようです。うつ、強迫観念・行為（手洗いなど）、さらに自傷行為を繰り返すために、現在の主治医であるT先生の治療は3年ほどになっていました。さらに彼女の話をゆっくりと聞いていくと、彼女の自傷行為、特にこの夜の大量服薬の原因が見えてきました。

T先生は、治療の開始時期から、カオリさんが規則正しい生活リズム、それに外出の習慣を身につけられるようにとていねいに治療を続けておられました。そのかいあって、長い経過ではあるものの、彼女の症状は落ち着きを取り戻してきたようです。ところが、でした。改善していくに伴って、T先生の診察時間は短くなり、以前に比べると、カオリさんがゆっくり心の内を吐露したり、ちょっとした内面の変化などの相談をしたりする機会は減っていきました。多くの患者さんが訪れる総合病院の精神科外来ではやむを得ないこととはいえ、彼女にとっては、それが落胆の原因となり、医師に頼りたい気持ちも満たされず、やり場のない憤りに姿を変え、積もり重なってきたのでしょう。カオリさんは、「T先生に見捨てられた」とすら感じているようでした。特に最近の自傷行為と過量服薬は、その「見捨てられ」感情が引き金になったことがわかりました。

伝えたいことがあるのなら

カオリさんが、たどたどしく言葉を発する、そのリズムが、だんだん私にもつかめてきたので、問答の運び方を工夫することができました。彼女が返す言葉に対しては、語尾の「オウム返し」を挟むことで、同意や確認、共感を引き出すことに終始しました。カオリさんの口をついて出た言葉のほとんどは、きっと、この夜に救急外来に来なければ、語られることがなかったものばかりだったでしょう。それらが紡いだストーリーを踏まえて、ゆっくりと私は切り出してみました。

「T先生に、伝えたい思いがあった。いや、今ある、のではないのですか?」

「……わかりません」

「あなたから伝えたい思いがあるのか、ないのか、が、わからない?」

「そうじゃなくて……」

その様子から察することができたのは、「伝えたいことはあるのだが、どう伝えたらいいのかがわからないのだ」ということ。自分の思いを言語化できないいら立ちが募り、自傷行為や薬の大量服用につながってしまった、と解釈していいと私には思えました。

「伝えたいことはあるのですね。……だったら、『どう伝えるか』は、次にT先生と話すまでの宿題にしていいですか?」と尋ねてみました。

すると、それが当を得たかのように、この日初めて、カオリさんは私の顔をまっすぐに見返してくれました。

傷の処置と血液検査結果の確認を済ませ、次回のT先生の診察の予約と申し送りをカルテに記載しながら、私はカオリさんのお母さんを初療室にお呼びし、診察の概要と所見を説明しました。私の診立てでは、自分の娘の症状にどう対処していいのかわからず、少し投げやりな態度に思えた母親に対して、家庭でのコントロールが難しいと思った時には、いつでも遠慮なく連絡するように伝えました。

一枚のカードに書かれた思い

1週間ほど経ったある日の夕刻、病棟にいた私は、カオリさんから電話をもらいました。救急の夜のことへのお礼と近況の報告でした。そして、私から尋ねる前に、カオリさんからT先生との面接（診察）での様子について話してくれました。彼女は一枚のカードをT先生に渡したのだそうです。そこに書いた言葉は、こうでした。

「患者がよくなってきた途端に、よそよそしくしないでほしい。話しにくくなって困るっ！」

私は、思わず微笑みながら聞いていました。そのカードには、「面と向かって言いにくいこと」「不満や怒り」「医師へのリクエスト」など、彼女の思いが漏れなく率直に乗せられていたからです。カオリさんが工夫した末の、そのメッセージに対して、その後、T先生もしっかり応じてくれたようでした。

人の喜怒哀楽は、言葉や表情、態度に表れます。希望や活気は明るく、落胆や悲哀は暗く、言動で表現しています。「言語」と「非言語」が合わさることで、心の内が人に伝わりやすくなるわけです。しかし、自分の行動だけでは、思いが相手に適切に伝わらなかった経験を持つ人も多いはずです。「言葉にしておけば、ちゃんと伝わったのに」と後悔したことはありませんか？　心の内を、言葉でなく、行動で表現してしまう——。これは「Acting Out（行動化）」と呼ばれます。自傷などの行動化が問題となるケースでは、悩める人の気持ちや内面を言葉にすることで行動が静穏化することがあります。行動化から言語化へのシフトを促すことは、カオリさんのような事態にある人への治療法の一つとなります。

Story 27

虫歯から顔全体に広がる激痛に

疼痛性障害に対する精神科治療の一例

人が、体のどこかに痛みを覚える時、その部分には炎症という現象が起こり、無理に負荷をかけられない事態が発生しています。「何のこれしき！」と我慢できる場合はまだしも、だんだん痛みへの意識が強まってしまうと誰しも憂鬱になります。痛みによって、行動の自由が制限され、活力も奪われることで、心理的な視野が狭まり、それが心の苦痛に変わってしまいます。検査では「異常なし」とされても、なかなか治まらない痛みには、心理面も併せて確かな手当てが求められます。これは、私が医師として1年目に出会ったある女性のエピソードです。

それは、歯の痛みから始まった

ユキエさん（59）は、2年前の夏に夫を肺がんで失いました。がんが見つかった時には、すでに余命は厳しいことを医師から告げられていましたが、毎日のように病室で夫に寄り添い、話しかけ、快方に向かう希望を失いたくありませんでした。しかし、そんなユキエさんにとっても、日に日に容態が悪化していく夫の姿を目の当たりにするうちに、どこかで覚悟のようなものができていたのかもしれません。

7月下旬、夫の最期に立ち会ったユキエさんは、周りの親族からみても、意外なほど冷静に現実を受け止めた様子だったといいます。

その年の10月のある日、右上の奥歯が痛み始め、近くの歯科医院にかかりました。う歯（虫歯）としての治療となりましたが、そのうち歯茎、下顎にも痛みが広がってしまいました。歯科医もこれには首をかしげるしかありませんでした。

そのうち、夜も眠れないほどの痛みに悩まされ、遠方の総合病院にまで救急受診したことがあります。さらに、苦痛を緩和するためにと何軒かの歯科医院を訪ねました。

虫歯はしっかり治療され、歯科的に異常が見つからないにもかかわらず、どんな鎮痛剤もほとんど効果がありませんでした。

「こんなに痛むのだから、その歯を抜いてほしい！」とユキエさんは取り乱してしまうようになりました。

そのまま12月になっても激しい痛みが治まらないため、総合病院の口腔外科を受診し、最初に虫歯のあった上顎に神経ブロックの注射を受けました。この治療が、いったんは効いたようで、口腔外科、それに麻酔科の医師はペインスコア（痛みの尺度）の低下を認めましたが、それも束の間のことでした。すぐに、原因がはっきりわからない痛みが治まらなくなったため、医師たちは心因性の痛みを疑うようになりました

翌年の1月、当時、私が勤めていた大学病院の精神科外来に、前医の麻酔科から紹介され、ユキエさんはやってきました。先輩医師の診察の後、入院予約となり、私が担当医となりました。

「どこも悪くない」「精神的なもの」と言われても納得できない

私がこれまでの病歴を尋ねている時も、ユキエさんは顔をしかめて咀嚼できないほどの痛みを訴えます。絶えず両手で顔を覆い、右、ときに左の頬を手のひらで押さえながら、

落ち着かない様子です。眉をしかめて、「とにかく早く痛みを何とかしてほしい」と訴えます。

その様子からは、それまで歯科、口腔外科、麻酔科、そして精神科へと多くの医療機関にかかって、大変な苦労をされてきたことが伝わってきました。そもそも一本の虫歯の痛みだったはずが、口の中全体、そして顎にまで広がっているにもかかわらず、医師からは「どこも悪くない」と告げられる不本意さも十分に理解できます。

しかめ面でつらそうなユキエさんに、そんな私の率直な思いをゆっくりと伝えてみました。ユキエさんは、顔を覆っていた両手の隙間から、初めて私の顔を見てくれました。

「この若い精神科の医者に何ができるのだろう？」などと思われていないだろうか、と不安になりながら、私はこう続けました。

「どこも異常がないと言われても、痛むものは痛みますよね。どこかが悪いから痛むのではなく…痛みの〝閾値〟が原因だろうと私は考えています」

医師が患者に、「意味がわからないだろう」と予測しながらも専門用語を使うことは、褒められたものではありません。しかし、これには私なりの意図的な狙いがありました。その狙い通り、ユキエさんからは、「痛みの、〝いきち〟？　それは何ですか？」と返ってきました。

う歯（虫歯）、炎症、歯槽痛、症候性疼痛、心因性疼痛……。それまでユキエさんが聞かされてきた医学用語は、彼女にとって、何ら福音をもたらすものではありませんでした。あえて私が「痛み方の敏感さ」を表すために「閾値」（痛みを感じるか、感じないかの境目の値）という難しい言葉を使ったのは、ここでリフレーミング（心理的な視点の切り換え）として、痛みの正体をまったく新しいもの（概念）に捉えなおしてほしいという意図があったためです。おそらく今まで、どの医師からも聞かされたことのない言葉を選んだのもそのためでした。

ちなみに、頭痛でも、腰痛でも、痛みの閾値が問題となるケースは実に多く、神経伝達物質のセロトニンやノルアドレナリンのバランスが乱れたことによる過敏な痛み方は起こります。体の痛む所「現場」に近い脊髄のレベルから脳へと伝わった痛みの信号を受けて、今度は脳から現場へと痛みを和らげる信号が下りて届くと、苦痛は和らぐのです（下行性抑制系といいます）。そういった、痛みに関わる神経系の働きを説明しないまま、ただ「心因性の痛み」と告げられても、当の患者さんには理解できないでしょう。現実に痛みを感じていて、多くの検査でも原因がわからないことの着地点が、「精神的なもの」とされては、自分自身が納得できず、それに対して前向きになれないのではないかと思います。

抗うつ薬を使った痛みの治療

さて、ユキエさんとの対話場面に話を戻しましょう。ここまでに痛みの閾値、つまり前述の下行性抑制系の働きについて、私が描いた絵を交えながら、ゆっくりと解説してみました。あわせて、その仕組みに関係して、うつ病の治療薬が痛みを緩和する可能性があることを説明していきました。そして、「すぐに痛みがゼロになることが一番だと思いますが、今の医学ではそれは難しいのです。時間をかけても、10ある痛みを9、8、7へと徐々に減らすことを目的にした治療を始めてみませんか」と提案しました。

ユキエさんは、頬にあてた手を時に外しながらうなずいてくれています。

もちろん、閾値や下行性抑制系といった、ユキエさんにしてみれば初めて聞く医学用語をすべて理解されたかどうかの確信はありませんでした。だからこそ、「安心と理解を深めていただくために、何度でも説明します」とお伝えした上で、当時よく処方されていた抗うつ薬クロミプラミンを使った治療について説明しました。

そして、その投与を開始し、少しずつ薬の量を調整するなどの試行錯誤をしていくと、2週間ほど経って、ユキエさんの訴えが少し変わってきました。私は、朝と夕方に病棟を訪

れて状態をお聞きするのですが、ある日の夕方、

「痛いのは痛い。ただ、時々痛まない時があるんですよ」と話してくれました。

そのうち、夕食後の時間帯になると、「先生もお疲れ様ね」とやさしい笑顔で、ねぎらってくれるようになるまでの変化が起こりました。いつもつらそうな顔ばかりしていたユキエさんだったので、これはとても大きな変化でした。

あえてパターン化された問診を続けて

「痛いのは痛い」は毎日の合言葉のようでしたが、毎日、「今日は昨日に比べてどうでしょうか?」というパターン化された問診をあえて続けることで、小さな変化もはっきりとわかるようになります。入院から1カ月で、ユキエさんの表情はみるみる明るくなっていきました。他の入院患者さんと連れ立って、白髪を美容院でカラーリングしたり、売店で間食を買ってきたりと、積極的に行動するようにもなりました。

「硬いものはまだ食べられないけど」と笑いながら、新製品のプリンを食べている姿は、とても微笑ましいものでした。それから、入院後2カ月が経過した頃に、ユキエさんは、服薬していれば痛みを感じない状態に至りました。退院後も、外来で「この薬を飲んでいれ

ば、ほとんど痛みがなくなりました」と笑顔で話してくれています。

「痛む」と「痛い」は、ネットとグロス？

長い間、原因のはっきりしない痛みを抱えたユキエさんのケースは、治療が難しいものでした。患者さんご本人の過去の心労をお聞きし、それまで明確な診断のつかなかった痛みを、治療者としてしっかりと理解することが先決だと考えました。疼痛という症状だけではなく、長い間、ユキエさんが抱えてきたつらさに耳を傾け、それを十分に支持するための対話を続けました。痛みが発生している現場から、「痛い」と脳に伝わる信号の強さに加え、そこからくる心労、早く治ってほしい、という性急な思いなどの情動が加わることで、「痛い」と発信される信号の強さは増幅していくものだろうと思うのです。「痛む」という感覚をネット（正味の量）とすれば、「痛い」という患者さんの訴えはグロス（総量）と例えてもよいでしょう。

夫をがんで亡くしたことが、ユキエさんの歯痛にどれほど影響していたかは定かではありません。ただ、闘病を支えながら蓄積していった心身の疲労が、連れ合いを失った後に一気に噴出したのかもしれません。そして、「思いがけず長引く痛み」という自身の問題に直面したことで、「なぜ、自分たちはこうも救われないのか」という怒りや悲しみが生じても無理はないとも感じます。

私が医師として駆け出しの頃、さまざまな心身の痛みへの治療では、薬の効果だけでなく、痛む心への手当てが不可欠であることを学んだケースでした。

Story 28

「できる人」がぶつかった「昇進ストレス」

凄腕ナースの不眠症

「昇進」からイメージされるものは、成功や祝福でしょうか。まだ私が子どもの頃、昭和の時代には、例えばテレビドラマでも「春からは課長だよ」と話す男性が、家族みんなから祝われるシーンなどがよくありました。しかし、時代は移ろい、私たちは不況にも見舞われ、どんな業界でも人員不足が常態化した今時の昇進には、責任や兼務などで「大変そうだ」というイメージが強くなりました。昇進する本人も手放しでは喜べないケースも少なくありません。それでも組織の中で、マネジメントを担わざるを得ない管理職の心には、どんな支えが必要なのでしょうか。

本音と責任感の板挟みから

ミユキさん（35）は、5年前から公的団体が運営する病院に勤める看護師です。前任地は都心の急性期病院で、過酷な勤務も救命場面も数多く経験してきました。現在は、外来、往診、訪問看護と幅広い業務をこなし、職場でも人望の厚い存在です。そんなミユキさんですから、病院の運営事務局から力量を買われ、12月の面接で、来春からの管理者への昇進について打診されました。

ところが、その夜から、ミユキさんは不眠がちになってしまいました。前任地の救急現場でも、先輩たちが管理者に昇進し、現場の仕事と管理業務との両立で苦労していた姿が目に浮かびます。「先輩たちのようになりたくない」思いから職場を変えたミユキさんは、新たに地域医療の現場にチャレンジしてきたという経緯もありました。

現場の看護力なら自信はあるものの、スタッフのとりまとめや地域での看護部門の舵取りには、想像しただけで尻込みしてしまう心境でした。しかし、看護師としての経験と、これまで学んできた知識や資格から、もうそろそろ管理者としての責務を負うことからも逃れられないことはわかっています。本音と責任感の板挟みによるストレスから睡眠不足が募り、仕事中の眠気と頭痛に耐えられなくなってきました。

適性検査の結果に自信を失くした

ミユキさんは、私の外来にやってきました。不眠、頭痛の様子とこれまでの経緯をうかがいました。ただ、この時の彼女をひどく悩ませていたのは、事務局から勧められた管理者向けの適性検査の結果でした。管理者への人事については、自身のキャリア形成の面でも積極的に受けようと決心したミユキさんでしたが、適性検査の結果コメントに自信をなくした様子でした。彼女は、不安そうに訴えました。

「今週、この適性検査の結果をもとに、職場の運営団体・事務局との面談があります。たくさんのコメントが書かれていて、自分でも認識すべき課題があるのですが、どう解決策を立てて、面接の時どう答えたらいいのか……不安だらけです」

私もその検査結果のコメントを見せてもらいながら、ミユキさんが特に不安に思っていることを尋ねてみると、

「私の弱みとして挙げられているのはストレス耐性の弱さ、人間関係構築能力の低さ、それにコミュニケーションとリーダーシップの相関性が困難です。これらの課題にどう対策を立てていけばいいのか、方向性がみえません」

「コミュニケーションとリーダーシップの相関性が困難……ですか。どれも難しい表現に

なってますね。どこから取りかかりましょうか?」
と言いつつ、私もその課題について整理を進めました。

心理検査の結果は「ナイチンゲールタイプ」

確かに、適性検査の結果コメントは難解な文章で書かれており、かつ批判的な内容にウエイトが置かれているきらいがありました。それを読解し、受検者の欠点というよりも、むしろ「伸ばすべき課題」と解釈した上で、ミユキさんとすり合わせながら整理していきました。

その結果、〈1〉自分のストレスと対処法を知る、〈2〉人間関係上の自分のクセを知る、〈3〉聴く力と伝える力を伸ばす、の三つを優先課題として、その解決に向けた具体策を準備して、後日の面接に臨むことにしました。

「ところで、その面接はいつなんですか?」

「明後日です」

あまり時間の猶予はありません。私は、ミユキさんに、心理検査「エゴグラム」を受けていただきました。自分の人間関係上の特徴、例えば、相手との交流や会話において、どんな気持ちで接する特徴があるのか、その傾向を知るための簡便な検査です。ミユキさんは、速やかに質問に回答し、私はその場で判定することができました。

見事な「献身（ナイチンゲール）」タイプでした。19世紀の英国で、クリミア戦争下の負傷兵たちへの看護と環境を重視した衛生改革から「クリミアの天使」とも称された看護師、フローレンス・ナイチンゲールにちなんで、エゴグラムの型別に、通称「ナイチンゲール型」と呼ばれるタイプがあります（現実のナイチンゲール自身は、他者への献身は実践しても、自己犠牲については否定したのですが……）。

他人を肯定し、いたわることが多い反面、自身は否定しがち。環境や組織には順応する力が強い反面、自分自身は安穏と楽な状況にはいられない。「できるタイプ」「おりこうさんタイプ」である反面、自己犠牲的な時間がストレスになってしまいがちな傾向が見てとれました。私は、この判定（解釈）をミユキさんに説明しました。

「はああ……、今まで漠然とモヤモヤしていた自分の特徴って、出ちゃうものなんですね」

「さっきの三つの課題への対策は、この結果から紐解いていいんじゃないですか」

ミユキさんは勉強熱心な看護職です。エゴグラムに表れた自身の心の成分（自我状態）とストレス対処に関するわかりやすい書物を手渡しました。とりあえず、これで明後日の面接に向けた自己課題の認識と対策の回答は可能だと思われましたが、「今、ここ」でのサポートを私はもう少し加えてみました。

自己犠牲が招くピンチについて

「ミユキさんは、普段から人を気遣う場面が多いでしょう。でも、その立派な仕事ぶりの一方で、相手に言いたいことが言えなくなり、ストレスをためやすくもなりませんか？」

「はい。今までもそうだったんだろうなあとは思います。自分のエゴは極力抑えるほうです。でも、仕事だから……」

「そう、その仕事モードである時、〝冷静な大人の心〟の成分もあなたは高い。その分、問題解決能力も高いはず。ただ、これから多くの他人をまとめる立場になると、自己犠牲のナイチンゲールだけでは、ピンチにならないかな？」

「それが怖いんです。でも、あらためて自分を知るってことは、キツイことばかりじゃないんですね。少しは自己肯定もしていかないと。エゴグラム、面白かったから、もう少し勉強してみます」

この他、コミュニケーションスキルを高めるために、

- 医療業界で使われがちな専門用語を、誰にでもわかりやすく伝える習慣を心がけること
- アイコンタクトやクッション言葉を今までよりも多用してみること
- 相手の自我状態を推測しながら「聴く・伝える」意識

などを課題解決策の材料に挙げていきました。

こうした対話を続けているうちに、つい薬の処方が後回しになってしまうのが、私のクセです。睡眠を促す生活の知恵とリラクゼーションのコツをいくつか話し、抗不安薬ロフラゼプ酸エチルを処方しました。

自分磨きを始めたい

1週間後、ミユキさんは報告に来てくれました。まずは、よく眠れていること。そして、事業者たちとの面接で、自身の適性検査の結果の受け止めについて問われたところ、彼女は、始めにこう話したそうです。

「今まで受けてきた適性検査や心理検査は、まるで通知表（成績表）のように『批評』として受け止めがちでした。今回の適性検査では、自分でも漠然としていた内面の課題が具体的に指摘されたことで、結果を有益な示唆として受け止めることができました。初めて前向きに自己認知できました。ここから、さらに自分磨きを始めたいと思います」

この言葉は、それまでの批判的な自己否定から方向転換し、自己理解を踏まえた前進の表明だと思います。私自身も、採用面接などの場では、各論として何を話したかよりも、総論的に、その人がどんな態度で、どう語ったかが大事だと思っています。その意味でも、ミユキさんの話したことは素晴らしいと感じました。

運営団体・事業部の面接官からは、まず、しっかり内省してきたことを評価され、ミユキさんが示した課題解決策は正当だと思われること、息の長い管理者でいるために、ストレス対処を大事にしてほしいなどの好意的なコメントが寄せられたようでした。

この面接は、管理職としての「船出」ともいえる一場面に過ぎませんが、これからの長い「航海」に備えた最初の自己点検は、今後のミユキさんの生活全般に大きな支えをもたらすだろうと思えました。

Story 29

対人トラブルに揺れる不安障害の女性を支えた職場仲間

新型コロナウイルスの感染拡大に、社会全体が翻弄された2020年頃から、在宅勤務や時差出勤の導入を始めた企業も少なくありませんでした。それ以前には、誰も予想していなかった形で、「働き方」の変化を実感することになったのです。その一方で、仕事自体に対する個人の向き合い方、職場の人間関係などは、働き方にかかわらず、ずっと変わらないテーマと言えそうです。そして、一緒に目的を持って前に進む仲間の大切さも、どんな社会状況になっても変わらないでしょう。誰かと顔を合わせ、声を聞き、ねぎらい合うことは、何よりも心の支えになる——。それを産業医として実感した場面がありました。

先輩からの打診を断ったことで

食品製造会社に入社して3年目のユウコさん（21）は、年度末の納期が迫る自分の作業で手いっぱいになっていました。そんな最中《さなか》、職場の先輩のアイさん（30）から、別の製造ライン（グループ）の応援に行けるかどうかについて打診されました。そのグループもユウコさんの持ち場と同様に人手が足りなかったのです。アイさんは、「ゆとりがあれば」程度の軽い気持ちで打診したに過ぎず、先輩として強要する意図はまったくありませんでした。

ただ、自分の仕事に余裕がなかったユウコさんは、アイさんに対して、黙って首を横に振りました。ちゃんと自分の状況を説明すればよかったのですが、その余裕もないほど仕事に追われていたのです。

「ああ、そう。わかった」と、アイさんは特に感情的にはならずに答え、結局、別の男性社員が応援に行ってくれました。

こうした状況は、忙しい職場では特に珍しい話ではありません。ところがユウコさんは、「アイさんを怒らせてしまった」「別の先輩に迷惑をかけてしまった」と思い込んでしまいました。あまりにも強く思い悩んだため、眠れず、頭痛がしたため、仕事を3日間休むことになりました。現場が忙しい時期に、むしろ職場に迷惑をかける結果になってしまいました。

生真面目さが招いた自責の念

ユウコさんは、道理や上下関係にとても厳しい両親のもとで育ちました。学生時代には、校則や約束を破ることはありませんでした。あまりにも生真面目すぎるため、幼少の頃から、目上の人や先輩の意向にそむくことや失礼をしてはいけない、といった気持ちが強く醸成されてきたようです。だからこそ、時間が経つにつれ、「アイさんからの依頼を、冷淡な態度で断ってしまった。他のグループも大変だったのに……」という自責の念がどんどん強まり、心身の不調に陥ってしまったのでしょう。

仕事を休み始めて3日目の午後、ユウコさんのもとに職場の保健師Aさんから電話があり、ユウコさんは、自分の状態を伝えることができました。

入社以来、A保健師との間には、体調のことなど、日頃から相談しやすい関係ができていました。というのも、ユウコさんは入社から間もない2年前にも、職場の人間関係から「不安障害」を起こし、メンタルクリニックに通院しながら、しばらく休職した経験があります。当時から、ユウコさんはAさんに対しては、自分の体調や悩みについて、包み隠さず相談するなど、親しい間柄だったのです。前年に会社で実施したストレスチェックの際にも、ユウコさんの内面に負担がかかっていたことがわかり、会社に産業医として出向いていた私との面談を、Aさんが仲介してくれました。

ユウコさんとの電話で、すぐに彼女の状況を理解したAさんは、かつてと同様に、私が産業医として来社する日を伝え、面談のために出社して来ることを勧めました。なるべく早いうちに対応しなければ、ユウコさんの復調までに時間がかかり、再び休職に至ってしまうのでは？　と感じ取ったためです。

産業医面談の日、駅で発作が……

面談の日、ユウコさんは予定の時刻に間に合うように自宅を出ました。ところが、職場の最寄り駅に到着すると、ふと先輩のアイさんの険しい顔が頭に浮び、軽い動悸を感じ始めました。その駅から職場までは徒歩5分ほどの距離ですが、このままでは過呼吸が起こりそうです。そこで、過去にメンタルクリニックで処方された抗不安薬アルプラゾラムを服用してみました。もしもの時に備えて、いつも携帯していたのです。しかし、すぐには動悸が治まらず、駅舎のベンチに座り込んでしまいました。なかなか会社に現れないユウコさんを心配したA保健師は、彼女に電話をかけました。そして、ユウコさんに起こっている事態を察し、急いで駅に向かいました。アルプラゾラムの効果が出てきたのか、ようやく落ち着きを取り戻したユウコさんは、そこからAさんと一緒に職場の面談室に辿り着きました。

産業医の私は、まず、不調を押して面接に来たユウコさんをねぎらい、同席していた保健師、人事労務担当者とともに、彼女の健康状態を確かめながら面談を始めました。そして、彼女の不調を起こした原因が、「自分の冷淡な態度で、職場の先輩を怒らせてしまった」という思い込みと自責の念であることを確認しました。そのため、ユウコさんに対して、あらためて、アイさんを含む製造グループのメンバーと会って話してみることを提案しました。ユウコさんは、少し不安そうながらも同意してくれました。まだ怒っているかもしれないアイさんと会うのは心配ではあるものの、先輩たち（グループのメンバーたち）とちゃんと話さなければ、いつまでも事態が好転しないことも、彼女は理解していたのでしょう。

不安だった、先輩たちとの対面

そして、実は、この面談が行われる時間帯には、アイさんたち製造グループのメンバーに待機していてもらうように、A保健師が事前に調整していたのでした。A保健師が社内PHSで「お願いします」と連絡すると、まもなく面談室のドアが開き、製造グループの男女メンバー4人が入ってきました。少し遅れてアイさんも、照れたような笑顔で現れました。

次の瞬間、メンバー全員が一斉に声を合わせて、

「待ってたよおー！」と、明るい声でユウコさんのもとに集まっていったのです。

これに、涙があふれ出したユウコさんは、すかさず椅子から立ち上がって、

「みなさん、すみませーん……アイさん、ごめんなさい！」

と泣きながら、アイさんの元へ駆け寄りました。二人は肩を抱き合って、互いに「ごめんね」「ごめんなさい」「気にしてないよ」と言葉をかけ合いながら、時が経過していきました。その場にいた私たちは、皆、思わず顔を見合わせ、誰からともなく、「いい職場だよね」と微笑み、安堵したのでした。

組織の力は、人の力

「職場でも、こんなことがあるのか……」と感じられたほど、社員たちの優しい心情があ

ふれたシーンでした。私は一呼吸おいて、アイさんたちに、先輩や仲間として寛容に振る舞ってくれたことへの感謝と労いの言葉をかけました。

その翌日からユウコさんは出勤を再開し、念のためメンタルクリニックに通院しながら、安定して仕事を続けています。そのグループの現場は、相変わらず多忙を極めている様子ですが、リーダーを中心にワークシェアなどを進め、なんとか回転しているようです。

ユウコさんは、比較的短い期間で、メンタル面の安定化と復職が叶いました。このハッピーエンドをもたらしたのは、部署やグループ内と健康管理部門との連携の力だと思われます。それは、仕事のパフォーマンスや効率を高めるだけでなく、働く人の健康維持にも発揮されるもので、いわば「組織の力」であり、その組織に属する「人の力」でしょう。

Story 30

私が経験した〝ココロブルー〟

うつ寸前で行えたこと、支えてくれた存在

私は、これまで多くのうつ病患者さんを治療してきました。しかし、医師の私が思うように治療が進まなかったケースはたくさんあります。精神科医になり30年以上たった今でも、自分の力量が足りないと思うことや、私が施してきた治療の効果以上に、患者さん自身の回復力やさまざまな幸運に助けられたことは少なくありません。そして、私自身にも〝ココロブルー〟に陥った時期があり、「うつ病」の入り口にいたことがあります。

多忙な日々に新しいプロジェクトが加わり

私は、37歳の頃から勤め始めた総合病院で精神科外来の新設に関わり、多くの患者さんが訪れる外来診療に没頭していました。地域の基幹病院のため夜間休日の救急も多忙で、私も月に数回は内科系の救急対応に就きました。朝から夕方まで精神科の外来診療、夕方からは他科に入院中の方の不眠や心の問題を診療し、日によってはそのまま救急当直に入ることもあり、ほぼ寝ないまま翌日の勤務が始まるような日常でした。

そんな生活が3年続いた頃、所属する病院の母体である法人から、公的研究のプロジェクトリーダーを任されました。自身の疲労やプロジェクトの重大さを考える間もないまま、通常の業務に研究の時間が加わりました。我ながら無謀だったと思います。ただ、前年の冬、私たち夫婦が初めて授かった小さな命が、誕生とほぼ同時に失われたという出来事がありました。その喪失に相応する悲嘆もありましたが、春が来たと同時に、団体「肝入り」のプロジェクトを任されることで、新しい喜びが生まれるかもしれない、と思ったように記憶しています。

研究の狙いは、働く人の「うつ」という現象を客観的にとらえる指標の開発でした。それまでの問診やチェックリストによる指標とは異なり、脳や体の所見などが重要な要素となります。通常の診療の傍ら、さまざまな文献を読み漁りながら、脳の血流と「うつ」との相関関係を検証する研究に着手しました。ただし、医学的な知見だけでなく、倫理規定や個人情報保護について厳密な配慮が必要でした。研究に協力いただく方への説明文書や同意書、調査票等の作成と管理も一人で行うという膨大な作業に、日々忙殺されるようになりました。ジリ貧の自転車操業で、プロジェクトの担い手としては、事前にチームを組むような準備も必要だったと思います。さらに臨床現場では、精神科内での医師の交代があり、診療や救急対応の担当配分について、新任医師の希望と私たちの水準に隔たりがあり、マネジメントの難しさも初めて経験しました。

自分の脳血流画像に「うつ」の傾向が

限られた非番の夜には飲酒量が増し、診療や救急対応の合間の喫煙も増えていきました。少し前に大きな悲しみを経験した妻にもキツく当たってしまう自分がいました。睡眠時間を削る生活は続き、外出や人付き合いもすべて面倒になり、本来好きなはずのピアノやギターに触れることもなくなっていきました。ゆとりがないというより、まったく気が向かない状態だったのです。

日々の診療の中で、「うつ」の患者さんに研究への協力をお願いする説明や同意をいただく過程には、診療行為以上に時間をかけました。患者さんにとって、研究への協力が少しでも治療の支障になってはいけないからです。次第に、「うつ」患者さんの脳血流測定が少しずつ行えるようになっていきましたが、同時に、対照群として「うつ」でない健康者の脳血流も測ってデータを取る必要がありました。誰もが忙しい病院内の他職種の方々に協力を頼むことは、精神的に疲弊していた当時の私にはとても困難に感じられました。そこで、まずは私が「健康者」として、脳血流検査（SPECT＝脳血流を測定するCT）を受けました。研究だけでなく日頃から認知症を疑う方にも行う検査でしたから、担当の放射線科A氏とは気心が知れていました。

検査を終えた私に、A氏は普段とは違う硬い表情で、「結果は、あらためて先生の目で見ていただかないといけないと思います」とだけ告げました。私は、それにピンとくることもなく、診療を終えた夕方に自身の電子カルテ内の脳血流データを確認しました。

すると、前頭葉と海馬という部分の血流変化が、軽症ながら「うつ」にみられる傾向を示していました。心にゆとりがなく不眠がちな状況でしたが、まさか「うつ」レベルとは思っていませんでした。心がブルーだ、と自覚していなくても、脳にはブルーな所見が認められていたのです。「このままではいけない」と思いました。でも真っ先に思った「このままではいけない」は、自分のデータを健康者群に含めてはいけないということでした。

その点は、今では笑えますが、あのまま放置していたら私は完全にうつ病化していただろうと思います。その「脳ブルー」結果は誰にも話さず、懇意だった他科の医師に頼み、抗不安薬エチゾラムと抗うつ薬トラゾドンを処方してもらい、服薬して、とにかく睡眠の確保に努めました。

多忙と睡眠不足がもたらすこと

当時の職場環境では、仕事を休める状況ではありませんでした。ただ、服薬しながら一週間だけでも睡眠が確保されたことが効きました。幸いにも夜間にコールされることもなく、毎日5〜6時間眠れると次第に気分も楽に感じられてきました。さらに幸運なことに、母体の法人本部から連絡があり、私の研究を補助する事務課長の着任が決まりました。着任した課長は、私の状況をとてもよく汲んでくれました。文書作成やデータ管理は彼に任せ、本部の班長やアドバイザーとの連携も図れ、特に班長とは何でも相談できる間柄になりました。

診療と研究を両立させ、研究の進捗を学会で発表できる頃になると、事務方と一緒に仕事をすることが楽しく感じられるようになりました。その後、後輩医師の退任と共に、残念ながら病院の診療は縮小せざるを得ませんでしたが、私の「脳ブルー」は回復が確認でき、以後の生活にも支障はなく経過しました。

＊

連日4時間以下の睡眠が続く生活は、月間100時間以上の時間外労働をするのとほぼ同じ状況です。単に労働で疲れるだけでなく、睡眠不足によりホルモンバランスが崩れ、海馬や前頭葉の機能が下がり、脳内の神経伝達が滞る現象である「うつ病」を発症します。その過程で人間関係などのストレスが加わると、うつ病化は促進されてしまいます。私のケースは、「ココロブルー」の自覚がないまま、すでに「脳ブルー」が現れ始めていました。まずは睡眠確保と、必要ならば薬も使い脳内を整えること、そして可能な範囲でのワークシェアと「支えてくれる」存在が、回復には必要だと実感しています。

著者略歴

小山文彦　こやま・ふみひこ

東邦大学医療センター 産業精神保健 職場復帰支援センター長・教授。医学博士。

1991年、徳島大学医学部卒業。岡山大学病院、(独)労働者健康安全機構、東京労災病院などを経て、2016年より現職。

専門はメンタルヘルス問題の予防と治療。NHK健康番組や読売新聞ヨミドクターなどでの解説も多い。

著書に『心理職のための産業保健入門』(金剛出版)、『精神科医の話の聴き方 10のセオリー』(創元社) ほか。音楽家・シンガーソングライターの側面も持ち、2024年春には『きみに春がくる』(テイチクエンタテインメント) を発表。

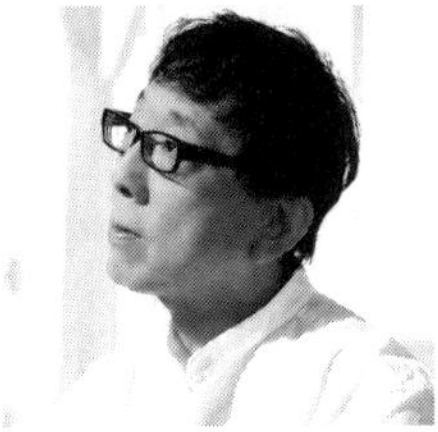

ココロブルーに効《き》く話《はなし》

精神科医《せいしんかい》が出会《であ》った30のストーリー

2024年4月1日　印刷
2024年4月15日　発行

著者―――小山文彦
発行者―――立石正信
発行所―――株式会社 金剛出版
〒112-0005
東京都文京区水道1-5-16
電話 03-3815-6661
振替 00120-6-34848

装丁◉山田知子 (chichols)
装画◉須山奈津希
本文組版◉石倉康次
印刷・製本◉三協美術印刷

Printed in Japan ©2024　ISBN978-4-7724-2032-7 C0011